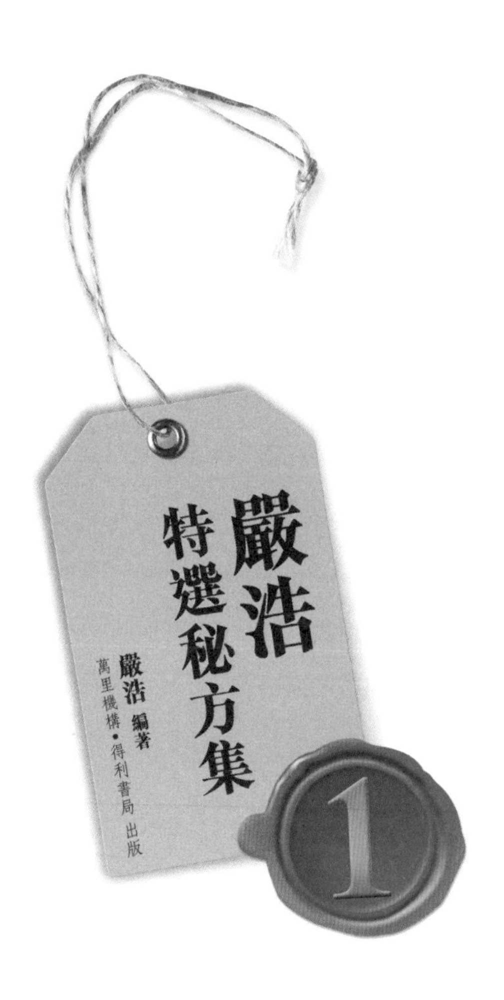
嚴浩特選秘方集
嚴浩 編著
萬里機構・得利書局 出版
1

自序

從前的社會分工，遠不及現代社會細緻，比如僅僅中醫這一項，傳統的中醫是男女、小兒各科一擔挑，在現代的中國城市裏，有中醫院，醫院裏分有內科、外科、婦科、男科、小兒科、皮膚科、腸胃科、脾腎科、肺和呼吸道科……等等的類別，每一科還按照收費不同而細分為普通醫生、專家醫生……社會上各行各業的分工，交織成一幅機杼綿密的地毯，讓我們可以在上面幸福地打滾。我們從吃喝拉撒開始，任何的需要，在社會上都能找到相應的服務部門。但太幸福也會出毛病，這毛病就是懶，懶得連自己的健康也完全徹底地交託在醫生的手中，這叫做生活方式出了毛病。隨着饞性而大吃大喝，隨着玩性而「早睡晚起」，這個「早」卻是凌晨兩三點、三四點的意思，肝臟因此被拖垮燒壞了。肝臟是排毒造血的工廠，肝臟健康，整個人就健康，免疫系統也不容易出毛病。

當意識到生活方式對健康的重要，就是把健康掌握在自己手中的開始。「國家的健康國家負責，自己的健康自己負責」，這是內子家老外公的口頭禪。這本書中收錄的民間療法，是老祖宗傳下來的經驗，更為難得的，是我在「半畝田」專欄中與數眾廣大的《蘋果》讀者互動的結果，幾乎每一劑都有用家的認同。但是話又說回來，秘方不是仙方，不可能劃一地適合所有體質的人，如果遇到這種情況，停止服用後身體便恢復如常，畢竟秘方以食療為主，沒有化學成分。但願這本書讓您開始懂得照顧自己，只有懂得照顧和珍愛自己，才會懂得照顧和珍愛身邊的人。

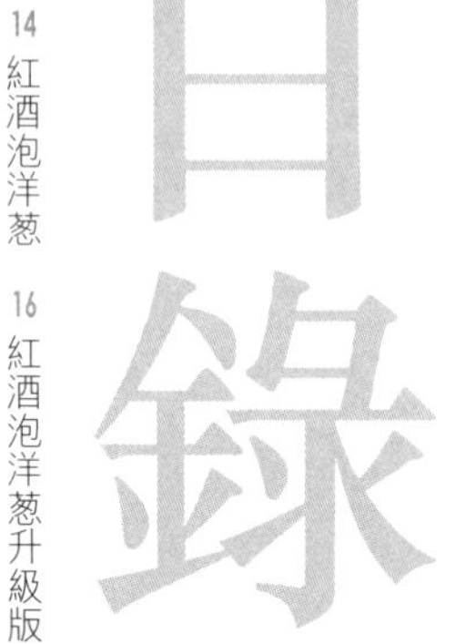
目錄

第一章

洋葱竟是至寶

「母親為我們做飯大半生，竟然不知道能預防她疾病的妙藥無數次經過她的手裏。」

「這些高人與妙方都是真的，但是我不敢擔保他們的為人。」

「選洋葱要用力捏洋葱一下，手感硬的才是新鮮。」

「洋葱要每天吃，而且最好吃半個。」

如果媽媽 多吃洋蔥

很多年前，我就聽母親說她患了骨質疏鬆症，醫生說那是因為她生了太多孩子。

我們有八兄弟姐妹。後來她的雙腿越來越退化，到了八十歲以後，開始需要坐輪椅。這令她很不服氣，平日絮絮念講得最多的往事是年輕時為了抗日而與父親雙腳走了半個中國。近日英國權威《自然》期刊登了一篇科研文章，把洋蔥列為最能有效防止骨質疏鬆的一種蔬菜，其效果甚至比特效藥Calcitonin還好。母親為我們做飯大半生，竟然不知道能預防她疾病的妙藥無數次經過她的手裏，而做子女的到今天才看到這篇文章，也頗為難過扼腕。

通過白老鼠實驗，每天吃洋蔥的雄白鼠四周後骨質密度增加百分之

Calcitonin是一種調節血液中鈣含量的荷爾蒙。中譯「降血鈣素」。

十三點五至十八，被摘除卵巢的雌鼠骨質流失速率減少兩成半。人要每天至少吃半個洋蔥，炒蛋炒牛肉炒甚麼都好。如果生吃或榨汁更好，可以保護心臟，提升好的膽固醇，加速血液凝塊溶解。熟食則沒有這樣的效果。洋蔥可以抗發炎，可以使哮喘的發作機會減低一半，不論生食熟食都可以抗糖尿病。熱味噌湯加洋蔥治感冒；用一小片洋蔥抵住鼻孔治鼻塞；用紗布包裹切碎的洋蔥，從喉嚨覆蓋至胸口抑制咳嗽。

生洋蔥切絲泡涼開水放在冰箱裏，隔天之後辛辣味除盡。好友Eddie是廚神，他把洋蔥絲和切片生番茄加少許鹽混在一起，放進冰箱一夜。次日，洋蔥的辛辣味不但除盡，更醒胃又好吃。東子師傅說，晚上最好不要吃洋蔥、大蒜、薑等辛辣蔬菜。胃弱者要酌量吃生洋蔥，或者把半隻洋蔥分兩餐吃完。

洋葱 PK精油

自從英國權威科學雜誌《自然》報導洋葱對健康的好處以後，又有人發明了製造洋葱汁治療感冒的方法，過程確實是見所未見。

方法：把洋葱的那層薄外衣輕輕剝掉以後，從雪白的洋葱頂，用尖餐刀小心挖入，一面挖一面轉動洋葱，直至洋葱被挖出一個猶如火山口模樣的坑，大小約為洋葱的三分之一。然後加入砂糖，把火山口填滿，至此工序已經完成。把完工後的洋葱用杯或者碗盛起，保持火山口向上，直立約二十四小時。此後，洋葱汁已經自然滲出並聚積在火山坑內，與融化的砂糖混合成洋葱汁糖漿，把這糖漿完全喝下，據説感冒就會隨之減輕。無論如何，洋葱不論生熟，都能為人體增加抵抗力，但要每天吃才有效。堅持每天吃一個洋葱，有益無害。

東子師傅最近添了不少患怪病的病人，以女性為主。都是無名腹痛，中西醫都説不出所以然，她們有一個共同特點：都曾接受腹部淋巴精油按摩。國家對精油沒有做品質鑑定，如果內含不良物質，通過皮膚滲透入淋巴腺，容易引起病變，而且按摩的手法也沒有專業的準則。所謂按摩腹部淋巴排毒並達到婦科健康的目的，只是廣告宣傳。實際上，有可能造成淋巴病變的反效果。所以東子師傅並不鼓勵這一類的按摩。

比較起精油，洋葱便宜多了，可是也正是它的便宜和常見，人們反而不願意相信它的好。

洋葱蒜頭 VS 感冒

食神陳公子感冒了，正好有人傳來一個專治感冒的洋葱湯，我便轉發給陳公子，內容如下：

洋葱一個，去皮，切開六件。蒜頭，份量與洋葱重量一樣，去皮拍扁。豬腰一塊，大小隨意。加水蓋過料面兩吋，開火大滾後，細火至一碗，加鹽調味。用來預防的話，隔晚飲一次。

首先我很感謝這位把這個食療湯傳過來的朋友，朋友說這是一個家傳良方，我也祝朋友的家人四時吉祥。傍晚，我電話問陳公子感冒有沒有好轉？他說，還是去看了西醫，但洋葱湯也服了。他用了一個洋葱，一個蒜頭，煮了兩碗水。先服了一碗，然後睡覺。睡醒後再服一碗，到了傍晚感冒已經好了。「味道很好！」他說。

我自己不大看醫生，但從不敢勸人不要去看醫生。我的專欄不時會報道一些高人妙方，這些高人與妙方都是真的，但是我不敢擔保他們的為人。人有很多面，有一個女孩子多年前去看一個著名老中醫。這個老畜牲以檢查為名撫摸她的乳房。如果老畜牲已經死了，我願他死後進地獄。十年前我曾經報道過一個氣功師的治療本事，後來這個氣功師捲入了一宗風化案。十年後的今天，這個事件引起的負面能量還在影響一群人，包括我自己。我很感謝讀者對我的信任，但在這種問題上，必須自己要小心。記住，人是多面的，其中的一面只是禽獸。

紅酒泡洋蔥

紅酒洋蔥泡了七天。泡的過程中，我一日看三回，口水流了一地。到了第七天晚上，終於忍不住倒一杯出來嘗。

本來這個泡酒方要把洋蔥泡八天才有效。不過，我安慰自己，瓶中剩下的大部份酒到了明天就夠八天。所以嘛，好像也過得去。紅酒泡洋蔥，把一個洋蔥剝皮，留下最後一層貼洋蔥肉的衣。切八塊，浸在任何牌子的紅酒中八天。睡前飲五十毫升，即五分一水杯，下午也可以飲一次。

這東西勁抗氧化，軟化血管，去血脂，有利心臟。有人説還可以改善頻繁夜尿，朋友中有紀錄一個月降低膽固醇。而且，超好飲，除非你討厭洋蔥。洋蔥每日隨意吃。浸過酒的洋蔥已經完全沒有了辣味，

選洋葱要用力捏洋葱一下，手感硬的才是新鮮。

洋葱飽含了酒，胖胖的，又爽脆又多汁。洋葱中有一種是紅色皮的，這種洋葱本來就帶甜，比棕色皮的好吃。選洋葱要用力捏洋葱一下，手感硬的才是新鮮，如果有點軟便不算最新鮮。

生薑生蒜「怪物飯」我連吃了兩三個月，前兩天東子師傅為我檢查，驚詫曰：你從前很濕，現在身體改變非常大。我回想這兩三個月，腳痛不能行山，除了在户内練功繼續外，便是大量吃生薑生蒜。這是從來未曾有過的一個飲食上的改變。薑是寶，去濕外，還升陽氣。不是男人才需要陽氣，陽氣代表身體中的正氣。陽氣生，便禦百病。但晚上不宜吃薑。中醫説，早上吃薑，好比吃人參。晚上吃薑，好比吃砒霜。蒜頭有一種功能很多人都沒有重視，它能溫脾。長年大便不成形的，連吃兩三個月生蒜一定會變好。

紅酒泡洋葱升級版

有關紅酒泡洋葱，經過實驗求證後，我又查了一下資料，以下有一些調整。這劑老番藥酒之所以有效，全拜託洋葱。

我曾經寫過洋葱的好處，現在再大概説一遍：防骨質疏鬆，分解脂肪，防胃癌，治糖尿病，治哮喘，降膽固醇，保護心臟，防老人癡呆等等。紅酒本身就有抗氧化功能，是聯合國推薦的幾種健康食品之一。這兩種東西混在一起，治療功效一定很大。

洋葱要每天吃，而且最好吃半個。生吃比熟吃效果好，但這樣便有些困難。因為洋葱辛辣又味道大，不是每人都可以接受。泡過酒的洋葱一點也不辣，氣味也淡了很多，每天多吃便不再成問題。但從經驗來説，洋葱在酒中泡超過兩個星期，口感便不太好。最好在泡八天後便從瓶中撈出與酒分開，放入碗中用保鮮紙存放在冰箱裏。紅酒要放陰涼處，一星期內喝不完便要放在冰箱。泡酒時瓶要密封。

市面買的紅酒大都一千毫升，可以泡三個洋葱，洋葱把皮洗乾淨後，連皮一起切八塊，或者切十塊十六塊都可以。在陰涼地方泡八天後，每日約一杯（五十毫升），即五分一水杯，年紀大的人每次二十毫升左右，每日飲一至兩次。浸過酒的洋葱片要一起食用。

有讀者問不喝酒怎麼辦？不喝酒的人，可用兩倍左右的開水稀釋後飲用，或每次倒入鍋內煮約四至五分鐘，蒸發酒精後飲用。喜歡甜的，可加入一點蜂蜜。

第二章

長壽心得

「長壽的訣竅：以植物為主要飲食、有規律但非強烈的運動、對家庭和宗教投入、以及對人生有目的。」

「經脈的開放或堵塞與壓力、情緒、心情有直接關係。」

「發一分鐘的脾氣，身體要三天才恢復過來。」

「實驗證明，如果比正常食量少吃三分之一，明顯老得慢。」

長壽的秘訣

科學家研究長壽的原因，得出一個令人十分振奮的科研結果：原來基因對老化的影響並不大，只佔百分之六到二十五。

這是有百年歷史的美國國家地理會社在零八年八月四日報道的，記者叫Anne Casselman，科學家的名字叫布衛納。布衛納認為：只要我們能控制生活方式，即可增加自己的壽命。這要從自己的生活習慣開始，向外延伸到居家環境、社交圈及工作場所；向內則深入照顧自己的心態、脾氣、做人處事的態度及具體的行為。

百歲人瑞的共同特點是吃得較少，也避免吃肉。長壽的日本琉球人一直使用小碗吃飯，眼看碗空了，感覺上也就吃飽了，再吃就有點罪惡感。多花點時間經營親情，讓自己經常感覺到放鬆與溫馨。投入宗

長壽的訣竅：
以植物為主要飲食、有規律但非強烈的運動、對家庭和宗教投入、以及對人生有目的。

教信仰，正信的宗教常提醒我們注意生活的態度。面對各種的不如意，想像它們只是一盆水，「水過鴨背」，形容再大的水也在鴨背上存不住。所以，不如意時，讓它水過鴨背，過去就好。正信的宗教善導我們常駐於心中的平靜，保持一個寬容開放的心，這種心態直接為我們的長壽加分。

布衛納用好幾年的時間深入研究世界上百歲人瑞眾多的地方，將那些地區稱為「藍色地區」，把研究結果集結成《藍色地區：向長壽者學習》，他總結出長壽的訣竅：以植物為主要飲食、有規律但非強烈的運動、對家庭和宗教投入、以及對人生有目的。「我們一再觀察到，活得長久的人，每天早晨起床時，都很清楚自己要做甚麼。」布衛納說。在他的案例中，有個八十幾歲的兒子每天早上騎單車去看他的媽媽，而他的媽媽一百零二歲還是一位交際花，每天起床就忙着約會，要麼就參加社團活動。如果她的兒子不早點過來，她可能已經出門了。

八十歲漢子

長壽與運動總扯上關係，有個笑話：

有間診所來了個八十多歲的漢子，叫他八十歲漢子，因為他的健康近乎完美，醫生不禁向他請教養生秘訣。他說：「我每天早上天不亮就上山打野火雞，把火雞趕得滿山跑。」醫生說：「運動對身體肯定有幫助，但不見得是唯一原因吧？你爸去世的時候高壽？」他答：「誰說我爸死了？」醫生怪而問之：「你爸還在？」八十歲漢子說：「他一百歲了，今天早上才跟我一起去打火雞！」

醫生說：「真了不起！不過你家總有些長生秘訣吧？你爸的爸去世時高壽？」他答：「誰說我祖父死了？」醫生大奇：「你祖父還活着？」他說：「他一百一十八歲了。」醫生順口說：「喔！那麼今天早上也和你一起打火雞了吧！」八十歲漢子說：「他今天早上去不了，他得去結婚做新郎。」醫生：「哇！都一百一十八歲了，他還想結婚？」八十歲漢子說：「誰說是他想結婚？」

這個笑話還是有幾分科學根據：運動增加身體中荷爾蒙，運動，尤其是負重型的，能幫助骨骼吸收鈣質。只吃鈣片，喝含鈣的飲品是無用的。當身體運動時，鈣才會被骨骼吸收，否則只會被排出體外。那一家髒老頭的性情非常幽默。人的經脈不能堵塞，否則會得病，甚至是重病。經脈的開放或堵塞與壓力、情緒、心情有直接關係。但即使人活在壓力中，如果懂得說笑，笑所產生的正面力量還是比壓力所產生的負面力量大。現代人比以前長壽，人人都有機會成為八十歲漢子，八十歲辣妹。

一百一十二歲的年輕人

想像你生於一八九八年，到了二〇一〇年，你已經一百一十二歲，你是怎樣過你的每一天？

這是新加坡許哲女士的真實故事。她出生於汕頭一個小鎮，原本是天主教的老修女，後來兼修佛。她說，我的宗教是「愛」的宗教，永遠愛世人，大家都是兄弟姐妹，這是我的宗教信仰。天主教的教友們，看到我閱讀其他宗教的書，問我為甚麼看魔鬼的東西？我說：「我看世界上所有的宗教都是一片光明！」

有這樣的胸懷，人便健康。她眼不花，耳不聾，「我們想老就老，想年輕就年輕。假如你腦筋不要想老，一百多歲還是可以做很多事情。」一切都從我們的腦開始。對我們好的是我們的腦，對我們不好的，也是我們的腦。我們百分之八十的病痛，都與我們的思想與情緒有關。她說：「我從來不發脾氣。因為發脾氣，第一，傷害自己。第二，傷害對方。第三，影響其他人。發一分鐘的脾氣，身體要三天才恢復過來。」

社會上送她的財物，她用作蓋養老院。到今天她都每天去照顧老人，而她自己，卻是個一百一十二歲的「年輕人」！「我每天都在為眾生做事，我自己不需要照顧自己！我只要照顧別人，我相信老天會照顧我。我這個身體是為一切老人、病人、苦難人服務的工具，天天要利用這個工具。」

大家都是人，為甚麼人家可以活得那麼精采，那麼令人感動，那麼光芒四射？

實驗證明，如果比正常食量少吃三分之一，明顯老得慢。

吃得少，活得長

一百一十二歲了，每天吃甚麼補品？甚麼山珍海味？

一百一十二歲的許哲這樣説：「我的飲食很簡單，早上喝一杯牛奶，中午吃一些青菜和水果，有時青菜用水燙過，不煮不炒，不加油鹽，切了就吃。生吃能完全保持蔬菜的養份，水煮過養份就少了一半。晚餐喝一杯酸奶(乳酪)，若不餓就不吃。」

吃得簡單，吃得少，反而健康，反而長壽。這是英國科學家的研究結果。科學家用兩隻年齡一樣的猴子做實驗，一隻隨便牠吃，想吃多少便吃多少，另一隻則有嚴格的卡路里控制。二十年後，一隻變成老態龍鍾的肥馬騮，另一隻則眼神鋭利，精神抖擻，腰板挺直。實驗證明，如果比正常食量少吃三分之一，明顯老得慢，身體保持了活力，有助於減緩大腦衰老。

許哲的簡單飲食還可以再斟酌一下。美國的約翰霍普金斯大學醫院連續十七年被列為全美最佳醫院。他說：牛奶會在腸胃道產生黏液，可以促生癌細胞。但未加糖的豆漿可以餓死癌細胞。

比正常食量吃少三分之一，可以理解為：本來的一日三餐變成一日兩餐。早餐一定要吃飽，午餐要吃好，晚餐吃些粥吃些堅果便夠了。這個模式，我自己已經實行了兩個月，開始的時候有點困難，到了後來成了習慣，叫我吃也吃不下。每天的飲食以穀類為主，加上菜與水果，肉可以不吃便不吃，或者只喝肉湯，吃免治肉碎之類。這樣的飲食，想不瘦十多廿磅也難。

第三章

「早」粥或比「夜」粥更好

「堅持每天吃，百利無一害。」

「脾胃傷了只可以養，吃藥不能治本。」

「溫度把食物改變了質感，便對健康產生不同的效果。」

「身體中去除了濕，人已經走在健康路上。」

「膝關節炎的主因是過分運動。」

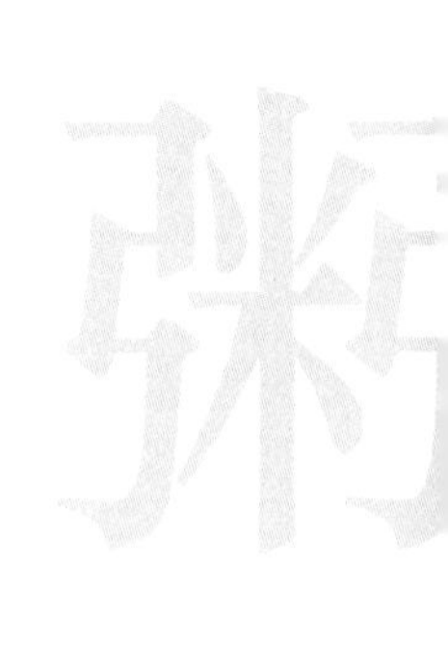

行山後 吃靚粥

晨操行山，還可以一面走一面揮動雙肩，或者拍打自己身體。

揮動雙肩主要是對付肩周炎。我們的關節最怕入風受寒，我已經很注意運動，但去年的這個時候吹了冷氣，左肩立即中招，我沒有去看醫生，繼續每天堅持運動，轉雙肩，搞了半年才好。所以運動固然重要，嚴防冷氣及不當飲食更是加倍重要，注意調節自己心情更加是百倍重要。一個心態好的人，加上注意冷暖、飲食，根本不會得甚麼病。

拍打身體可以拍胸，兩手輕握，一面走路一面不輕不重交替拍打左胸及右胸，震動胸腔，運動肺，有助排出一些吐不出來的黏痰。又可以兩手輕握，隨意拍打兩邊大腿外側，這些地方都有一些主要的經脈，對排寒去濕有一定好處。又可以拍打兩邊後腰，那個地方是腎。我們

堅持每天吃靚粥，百利無一害。

的身體最怕濕與風，這兩種東西中醫叫濕邪，濕邪是摧毀我們健康的最大禍害。甚麼叫養生？養生就是養我們身體中的陽氣，只要把身體中的陽氣調出來，就不怕有病。這要從排濕開始。

最好的食療是薏米紅豆粥，這兩種東西加在一起利水、消水腫，健脾益胃、又補心，份量隨意，每樣抓一把便可。多放些水，也可以加入桂圓，想甜一些便多放一些。這味粥又可以當湯喝，又可以當飯，堅持每天吃，百利無一害。

薏米粥 養脾胃

很多人都有脾虛，但都不知道自己脾虛。最明顯的症狀，是大便後很難清理。脾虛的人氣也虛，症狀是人覺得沒有氣，終日身體覺得重，沒有氣力，喜歡坐，不喜動。我曾經在專欄中介紹薏米紅豆粥，效果很好，一般連吃兩個星期便有功效，大便明顯有改善。這個粥是甜的，即使不放糖，裏面的桂圓、紅棗也會甜。我本不愛吃甜食，但這個甜我可以接受。甜粥吃久了，雖然好吃，但可不可以轉個口味，吃鹹的？

我把這個問題請教食神肥艾迪。肥艾迪的爺爺一代已經是上海食神，那時的上海是東方巴黎，甚麼好吃的都集匯在上海。肥艾迪的爺爺把江浙上海菜發展到高峰，被肥艾迪繼承過來。肥艾迪的父親

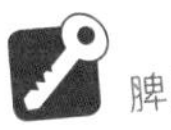

又是醫生，於是又耳濡目睹很多健康知識。他把這兩者結合，便研製出一些出色的食療方。

以下是一個又好味又絕對有效的健脾鹹粥：生薏米、芡實、小米、淮山（最好是新鮮的），各種材料份量隨意，麥皮少量（不要即沖即食那種）。粥中可加入一小塊瘦豬肉，或者一些鹹肉碎，水份隨意，不能少，否則成了飯。把這個粥當早餐，晚餐也盡量以這個粥為主食。兩三個星期後，你的脾胃已經開始改善。脾胃傷了只可以養，吃藥不能治本，這兩個鹹甜薏米粥最為理想。

去濕養脾粥

身體肥胖也有可能是水腫，就是水不易排出體外。有時早上照照鏡，看見自己面腫，便是水積在體內排洩不出。

所以肥妹，你的肥，可能不只是脂肪，也有脾虛的原因，因為脾負責身體中水的運作。脾與胃關係密切，肥人飲食不注意，容易傷脾胃，「脾胃脾胃」，是公不離婆的關係。脾虛大便一定不成形，便後難清理。我以前介紹過薏米紅豆粥，是治脾虛妙品，但有朋友嫌薏米的味道不好吃，我去請教了肥艾迪，他這樣教我：

生熟薏米與茨實各三至四湯匙，即共約七至八湯匙，用二碗水煮開後，把水倒掉，重新加四碗水煲，約二十至三十分鐘，熄火，留湯水，薏米與茨實不要，只要湯水，用這個湯水煮小米一小碗，成小米粥。

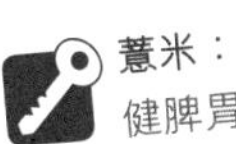

薏米：
健脾胃利小便。但藥性微寒，故廣東人常將生熟薏米各半食用，以中和寒性。

粥的稠或稀按自己喜好決定，喜歡稀的少放一點小米。小米粥口感有一點粗。肥艾迪的夫人白蓮達也是美食家，她在小米下鍋的同時加一把白米，口感便好多了。健康飲食不是學做苦行僧，因為是要每天吃，長期吃的食物，所以也要考慮口感。

粥快煮好前，切幾片新鮮淮山放在裏面滾，滾一分鐘便夠。吃的時候還是脆的，可以點醬油加日本芥末Wasabi。送粥也可配以海帶、凍豆腐、綠豆芽。這些食品全有減脂肪作用。小米在南貨雜貨店買。這個粥的健脾去濕功效，比薏米紅豆粥大很多倍，二十日便見效。

把食物變成藥物

據說豆腐變成了凍豆腐，便有吸收腸中脂肪的作用。

甚麼是凍豆腐？就是把一般的豆腐放在冷藏冰格裏凍成一塊磚頭，解凍之後便成凍豆腐。凍豆腐的口感比較「有嚼頭」，這是北方人的說法。我在東北拍戲的時候見過豆腐店製造凍豆腐，毫無一點工藝：一板板做好的豆腐從作坊中搬到室外，直接放在門邊雪地上。一磚磚白白胖胖的豆腐明明剛才還在冒熱氣，忽然便被凍僵了，好像熱氣也還來不及散，便連同豆腐直接被凍在東北大冰箱裏。

溫度把食物改變了質感，便對健康產生不同的效果；把種類不同的食物有機地組合起來，也會擴大治療效果。肥艾迪介紹的去濕養脾粥便是這樣。生熟薏米、茨實、小米、淮山都有健脾養胃去濕功效，把它們加起來之後，功效不是一加一加一，而是一乘二乘四乘六⋯⋯很少人注意到這一點，但肥艾迪注意到了，因為他除了是位廚神，也是位有豐富醫學知識的科學家。食療的時候同時服用有類似功效的食物可以加大療效。這個論點，近年來研究食療的老番學者也有提及。

去濕養脾粥中的生熟薏米即生與熟的薏米各一半，即二湯匙生的，二湯匙熟的，合共四湯匙。

我愛厚皮腳

赤腳練仙一個多月，雖然中間有時穿鞋有時要暫停，腳底皮已經明顯增厚，洗澡後摸摸硬硬的一層腳皮，竟然會有成就感。如果戀腳會成癖，今天起我開始戀自己這雙厚皮腳了……

第一次對赤腳留下深刻印象，是N年前在大學城牛津，一個穿素花長裙的英國女孩，推着一輛單車，單車行李架上的藤籃裏伸出來一束花。她披着長髮赤了腳在街上漫步，後面是一幢幢古老的校舍。這個景象，當時便在我腦中凝固成一幅油畫。

讀者對赤腳走路的反應很熱烈，這是意想不到的。有讀者嘆息：十年前已經想赤腳走路，但總是無緣開始。萬事開頭難嘛，我不也是N年前已經想學人赤腳走，但要到今天才能實現？這是個近年來最有價值

身體中去除了濕，人已經走在健康路上。

的決定之一。早上赤腳走完後，現在寫這篇文章，還能感覺到腳底上熱熱的，是那種因為血液流通而產生的舒服。

曾經介紹過的紅豆薏米桂圓粥，用的是生薏米。我煮的時候用手抓紅豆與薏米各三把，桂圓隨意，再加幾粒去核紅棗，想飲湯便多加些水，想補腎便再加兩把黑豆，這樣的份量可以夠兩個人吃一兩天。這粥健脾去濕又補心，老幼都適合。身體中去除了濕，人已經走在健康路上。先不要忙着吃補品。濕與寒是身體的敵人，趕走了敵人才談建設。

膝關節炎的主因是過分運動。

膝關節炎的主因

膝關節炎的主要原因是過分運動，運動量與運動強度都在短期內增加得太快——以上是一位專業的運動創傷理療師胡小姐的寶貴意見。

除此以外，扁平足以及硬底鞋也是致病原因。治療方法包括拉筋、理療、穿軟底鞋等。

胡小姐叫Candy，她批評我在專欄中介紹的赤腳行山不負責任，認為我的膝關節痛是由此引起的。

我很贊同她有關運動過量的說法，因為我的情況正是如此。起因是有個減肥的念頭，想快點把體重減下去，這是所有肥人的夢想。但減肥與健康是兩回事，即使體重很快地減下去，身體卻未必健康，反而有可能受到損害。從來不運動，然後突然去健身室的機器上狂跑，對健康沒有好處。

胡小姐站在專業理療師的立場不贊成赤腳行山。這個說法有兩面性：赤腳行有利穴位按摩；但同時粗糙的路面有可能損害腳底的筋膜組織。我贊成一開始少走一些，十五分鐘就夠了，然後每個月增加五分鐘。行山也不如走平路安全，下斜坡對膝關節損害很大。

胡小姐又指出，如果膝關節痛，又試過各種療法都沒有得到改善，那麼就是因為關節退化了。退化性關節炎是很難治的，所以預防勝於治療。預防的方法包括堅持每日拉筋、適當鍛煉大腿肌肉、身體不要過重、平時下蹲不要太低、不要跪太多、不要跑斜坡、不要上下樓梯太多，等等。

胡小姐的意見肯定很專業。

第四章

自創「怪物飯」

「我不會改欄名，還是叫『半畝田』。另外那半畝，邀請讀者朋友們互動，一起耕耘。」

「這個食療法確實改變了我濕寒的體質。」

「每天要吃的八種食物：1.蒜頭　2.玉米　3.茄子　4.海帶　5.番茄　6.橄欖油　7.洋蔥　8.茶葉。」

「怪物飯」真能去濕

生薑生蒜「怪物飯」的藥療效果出現了，就在我自己身上！老實說，這完全是個意外的驚喜，故事還要從八年前說起。

八年前，我的左手無名指指甲不知道為甚麼，一長出來就是裂開的，其餘指甲上的直紋也非常多，稜稜角角，就是摸起來不光滑，本來應是有光澤、飽滿的指甲面變成像是乾裂的河道。我請教過不少醫生，或說：「無病」，或說：「只有一隻手指指甲裂，不是病，多幾隻才算病」。中醫大多數說是「濕」。

我去外地出差的時候，有空便去尋「隱世高人」，這舉動本來很幼稚，但過程中更多的是旅遊觀光，順便發掘一些「隱世好酒」，實在很舒心怡人。就這樣，有一年在湖南，聽說在山邊海角一條野村中，有

這個食療法確實改變了我濕寒的體質。

一個相貌奇醜的郎中能治百病——再沒有甚麼比這個更像是武俠小說中的情節了，所以一定要去。我與蘇杏璇的老公標哥不辭山高路遠，真的摸到了這個郎中家裏。果然病人排隊排出門口，輪到我的時候，看見這位聞名遠近的郎中，本來應該是鼻子的地方，只有兩個洞……

長話短說，「隱世高人」開的藥，我與標哥後來都不敢吃。哈哈哈！不過郎中說我體質極濕，廈門大學一位中醫教授曾經開過中成藥「玉屏風散」，我服用了一個月，指甲好了，但是停藥不久，又裂開來。

生薑生蒜「怪物飯」是我自己的「發明」，吃了四個月，指甲不裂了！其他指甲的直紋也在慢慢復元。這說明了一點，這個食療法確實改變了我濕寒的體質。

我不會改欄名，還是叫「半畝田」。另外那半畝，邀請讀者朋友們互動，一起耕耘。

怪物飯的做法

有一天傍晚，我在油麻地電影中心看電影，散場後，有一位觀眾跑過來，拍着肚子，興奮地說：「你介紹的怪物飯真的能減肥！」

這位觀眾很高大威猛，肚腩有一點，但不嚴重，相信他從前胖的時候體形一定十分可觀。這位朋友很高興，特意跑來謝我，我也很高興，謝謝他與我分享這件開心事。

我聽說很多讀者在採用我在專欄中介紹的食療方及泡腳方。有效嗎？我希望也收到你們的來信，交流經驗。如果讀者也有偏方，可以與大家分享，更是功德無量。

「半畝田」從一星期四天增加為一星期七天了，變成了「一畝田」，但我不會改欄名，還是叫半畝田。另外那半畝，邀請讀者朋友們互動，一起耕耘。

有些讀者不會上網，我把怪物飯的做法再寫一次：生薑一塊，如拇指大，生蒜三粒，去皮，全部切成薑茸蒜茸；番茄一隻，煮熟後去皮，用勺子在碗中擠壓成茄醬，把薑茸、蒜茸、番茄混入一碗飯中，最好是糙米飯，加入橄欖油，少量醬油，全部攪拌均勻後即成，每天當早飯吃。胃弱的人不能多吃生薑生蒜，份量要自己掌握，如果胃健康，可以適量加大薑與蒜的份量。我每天早上最少吃兩碗，所以薑和蒜的份量一定超過上文所述。早餐吃飽一天都不會餓，晚上最好不吃或者少吃，才能達到減肥目的。我「發明」這個飯，原本只為減肥，後來竟然也達到了去濕的目的，所以說是個驚喜。

每天要吃的八種食物

之前介紹過一種我自己發明的「怪物飯」，今天介紹一種人家發明的「蒜頭蒸飯」。

據説，吃半年後，高血壓、痛風症都消失了。做法也很簡單：用一把蒜頭切碎混入米中煮飯，每天吃。蒜頭主治高血脂和動脈硬化，是八種能通血管的食物之一。

減肥的時候要吃蘋果，蘋果可以使積蓄體內的脂肪分解。這一點橄欖油也可以做到，所以「怪物飯」裏要放橄欖油。蘋果對預防動脈粥樣硬化有明顯作用。玉米蒸熟了便可以吃，很方便。超級市場可以買到甜玉米。玉米有助於人體脂肪及膽固醇的正常代謝，軟化血管。茄子也是放在飯面便可以蒸熟。茄子保護心血管、降血壓，增加血管彈性，防止毛細血管破裂。海帶能防止血栓，降膽固醇、脂蛋白，抑制動脈粥樣硬化。番茄含各種維生素，比蘋果、梨高廿四倍！可以消除自由基等垃圾，保護血管彈性，預防血栓形成。

不過，番茄要熟吃比較容易吸收。番茄連皮用水煮熟後，番茄皮用筷子便可剝下，很輕易地便用湯匙攪拌到「怪物飯」或者蒜頭蒸飯裏。洋蔥可以生吃也可以熟吃，洋蔥的好處更是一大堆，可以用專文介紹。第八種食物是茶葉，茶葉的好處常有人介紹，也不用說了，反而要建議不要喝濃茶。

第五章

偏方不自秘，療效齊分享

「各種健康食物互相補充，效果更大。」

「食療不是藥療，所以不要太計較水或者材料的份量。」

降膽固醇高血壓偏方

有一劑「降膽固醇高血壓避免中風」的偏方，我知道了很久，但一直沒有寫出來。所有我寫出來的所謂「秘方」、「偏方」，在寫之前，我必定請教過中醫，或者對醫理十分了解的學者，甚至要我認識的人，或者我自己親自服用過，認為有效我才寫出來。

這劑「偏方」，據說是岳華傳出來，而服用者心臟三條血管嚴重栓塞，醫生已排期為他做手術。但他服此方僅二十五天後，醫生在手術前覆驗，發現血管通暢，已經「沒有栓塞」。雖然岳華是老朋友，但我沒有聽他親自說過，所以不算。想不到前兩天食神艾迪又提起這個方，巧的是，他自己也服用過。

肥艾迪超級體重，多年前胸悶，他懷疑是心血管有事，照方服用兩

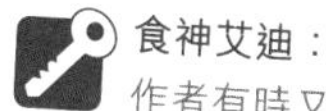

食神艾迪：

作者有時又呼之為「肥艾迪」。父親是上海名醫，曾在維也納大學醫學院留學參與研究人造營養品項目（後文有述及）。

星期已無胸悶現象。而在之前，他的長輩被驗出冠狀動脈一條輕微阻塞，兩條嚴重阻塞，已不能通波仔，必須搭橋。醫生排期一個月手術。他服用此方一個月後，再檢查，已經恢復正常，不需要動手術。

有此前因，我便將此方抄錄如下：白背黑木耳二兩，瘦豬肉二兩，紅棗五個，生薑二片。用法：先用水浸透木耳，將湯料以適量清水煮一小時，得湯約二碗。每晨空腹飲下，餘渣酌量食之。日飲一劑，廿五日為一療程，之後再抽血驗膽固醇。如體質怕寒，加生薑二片。服至正常後，不時服食，不用長服。這東西對心、腦血管都有幫助。

蜂蜜含有大量生物酵素，遇高溫會受到破壞變質。故此飲服蜂蜜不宜過度高溫。

降膽固醇另類版

白背黑木耳降血壓去膽固醇良方刊出後，接獲不少讀者查詢。最多人問的，是二兩白背黑木耳份量有很多很多，每天吃，怎麼吃？這東西又不是鮑魚，不是特別美味。

這個問題，食神肥艾迪也遇到，因為他自己也在服食。這個良方的主角是白背黑木耳，瘦肉只是調味，二兩木耳熬出來的二碗湯，裏面到底能含多少木耳的精華？熬湯剩下的木耳要吃多少？而且還要是每天。這裏就有一個不大不小的胃口問題。

所以，艾迪就做了一個另類版本。如下：白背黑木耳三朵，約十克。如果放得下，再多幾朵也可以。紅棗五至七粒，去核。生薑二片。在這個基礎上，艾迪再加上自己的心得：舞茸乾一把，約五克。先說做法：白背黑木耳及舞茸浸水一小時後，將舞茸菇去蒂，把所有材料洗淨放入瓦煲裝三杯水，約四分三公升，大火滾，轉中火煲三十分鐘。湯水連材料一併倒入攪拌機，另外再加二湯羹（table spoon）蜂蜜調味（對睡眠及大便有幫助），將材料全部打爛後，得二杯半保健飲料。如感到飲料太稠，可再加半至一杯滾水，再攪一次。這是一天的量，早一杯晚一杯，一個療程二十五天。再服用最好隔一個月。如有服用降壓和膽固醇藥不需停藥。一個療程後停西藥十天，再驗血比較，應可證明此方有效。這是艾迪自己的經驗與心得。

舞茸是一種菇類，有以下功效：（一）抗高血壓、控制血糖、抗肝炎。（二）抑制脂肪細胞堆積，抗肥胖。（三）降低血壓。（四）增加免疫力。舞茸與白背黑木耳在乾貨店有售。這兩個配方兩種食法，請有需要的讀者自己選擇。

老番的膽固醇食療

老番也開始注意食療的功效了。美國是世界上最多肥人的國家，膽固醇問題自然相當嚴重，藥廠賺夠錢之後，學者開始研究另類療法。

中文網上鋪天蓋地轉載一篇文章，說美國醫學界在「降低膽固醇十二法」中，茄子榮登榜首——我查過，有這篇文章，但內容是提醒人生活方式對健康的重要。茄子只是其中一種健康食物，但並非榜首。學者說，比較起市面的西藥，從經濟、安全、藥物反應的角度來審查，健康的生活方式與食療都顯得更優勝。在食物中，排榜首的是麥片，隨之是燕麥、秋葵，香港叫潺茄或毛茄，及矮瓜，即茄子。

說實話，老番在食療方面的研究，比起我們中國人實在慢起步了

N個世紀，甚麼白背黑木耳、舞茸菇等等，老番們見都沒有見過。但這位學者Dr. Jenkins提出重要一點，不要單依靠一種食物，例如麥片好，便只依靠麥片。各種健康食物互相補充效果更大。對膽固醇有抑制作用的食物，還有紅酒、洋葱、大蒜（不是大蒜丸，是生大蒜）、番茄、生杏仁、豆腐、豆漿等。豆漿與茄子都偏寒，脾胃虛寒的人要注意吃的時候最好加薑。

老番學者提出的「各種健康食物互相補充效果更大」，很有建設性。如果你在服用白背黑木耳湯劑，值得參考這位學者的意見。

金不換浸茄子

茄子，即矮瓜，因為有降膽固醇功能，成為健康食品中的寵兒之一。

但茄子雖好，也要調料扶持，沒有調料有甚麼好吃？為了健康吃茄子，茄子還不能拿去油炸，連炒也不好，只好拿去蒸。茄子蒸好後，放生橄欖油、蒜茸、麻油、醬油，因為茄子寒，要多放薑茸，還可以加浙醋，或者肉鬆。

我去杭州出差，遇到一味浸茄子非常好味，立即請教大廚。原來大廚是香港人，他這樣教我：泰國金不換要很多(是一種泰國調料，像樹葉，如果沒有，香茅也可以)，乾蔥頭、蒜、芫荽頭(也要很多)、薑幾片，一起用芥花油爆出香味，然後加醬油，加紅糖。茄子蒸好後，泡

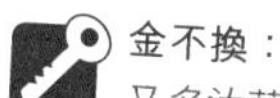

金不換：

又名汝藍。味苦，性涼，有小毒。功能清熱解毒、健胃止痛、散瘀散腫、祛風濕。

芥花籽油：

含單元不飽和脂肪62%和多元不飽和脂肪32%，另6%為飽和脂肪。但含有erucic acid和glucosinolates兩種物質卻可能對健康不利。亦有說因為它們含量很低，所以並不構成危害。

在準備好的調料中浸一天。以上的茄子及乾蔥頭等各樣份量，請自己掌握。下廚是種樂趣，煮得不好吃請自己吃。有了經驗後，煮好吃了請朋友吃。

茄子還可以冷吃，新鮮茄子斜切大塊，用滾水燙茄子後，泡在冰水中，置冰箱內冷藏。將薑、蔥、蒜、辣椒切末，拌入醬油中，再加入少許醋及紅糖。將冰鎮後的茄子以醬汁拌勻便成。腸胃弱的人不適合這樣吃。

這裏用的紅糖與芥花油是我的推薦，因為比較健康，據說長期吃茄子不容易長老人斑，還有保護血管、抗腫瘤等等好處。

食療不是藥療，所以不要太計較水或者材料的份量。

董太木耳羹

降膽固醇良方中的白背黑木耳是這劑食療方中的主角。理論上，多吃白背黑木耳即可，但這東西不是特別有味道。

原本的吃法是用二兩白背黑木耳，在水中浸透，加瘦豬肉二兩，紅棗五個，生薑兩片，用適量清水煮一小時，得湯汁約兩碗。每天清晨空腹喝下，餘渣斟酌食之。

但很多朋友來信說，二兩木耳泡開後有一個臉盆那麼多，怎麼吃？於是肥艾迪介紹自己的心得：用木耳三到五朵，舞茸菇兩三個，浸泡後，加兩片生薑，五顆紅棗，煮熟後，加入適量蜜糖，放進攪拌機攪拌成糊，如此可以當做一天份量食用。

好朋友董太不喜歡甜食，她有自己的烹飪方式：用五六朵木耳浸泡後，加瘦豬肉一塊，生薑兩片，紅棗五顆（文中紅棗全都需要去核），加適量清水，像煲湯一樣煲熟全部食材，待瘦肉的味道進入湯汁後，把湯水連木耳、生薑、紅棗一起攪拌成羹，吃時加入靚豉油，董太說，這樣的份量她可以吃三天。這劑良方是食療不是藥療，所以不要太計較水或者材料的份量。木耳能多吃一些就盡量吃，不喜歡就打成羹，吃甜吃鹹都可。

木耳有多種吃法：浸泡後煮熟，生洋葱切薄片（喜歡就多加些，反之適量），加入麻油，豉油，香菜，一起涼拌，味道也很可口。煮過豬肉湯的木耳也可按此法涼拌。同時搭配洋葱、蒜泥，它們都是降膽固醇的良藥。

白背木耳是降膽固醇之寶，關鍵在於每天堅持吃。

第六章

利己利人「慈心觀」法門

「這個『慈心觀』，是個雙贏的祈禱法，既利己，也利人，契合天心，符合自然之道。」

「恨是負面的能量，愛是正面的能量。心懷恨意做人，猶如心懷恨意開車，遲早都會出意外。」

「願眾生沒有危難」。

「一切都是暫時的，任何痛苦都會被時間沖淡。」

「心火不但燒毀自己的健康，也燒毀自己的人際基石。」

「讓每一個細胞都記住這個快樂。我們的細胞是有記憶的。」

「慈心觀的基礎就是為他人設想。」

「一個懂得令自己開心快樂的人是一個健康的人。」

「心懷喜悅的第一步是：心懷感恩。」

這個「慈心觀」，是個雙贏的祈禱法，既利己，也利人，契合天心，符合自然之道。

古老失傳轉運法

我請教大師，有沒有一個法，修了後，可以身體健康，順心如意？法師說有，這個法叫「慈心觀」。

大師隨之說法。我想起這個內容曾經在一本老番書上簡略提到過。老番作者說，這個祈禱法非常古老，甚至已經失傳。但以我所知，所謂失傳，是很少在佛經中以文字流傳。因為它的出現，可能比佛陀還要早。在西藏的密宗及南傳的原始佛教中，這個祈禱法由僧人代代以口傳的形式保存下來。

祈求自己及親人、朋友好運，是大部份人親近宗教的主要動機。為甚麼這個祈禱法比起其他的都殊勝？這要從自然法則講起。大自然與我們一樣也有心，大自然的心叫天心，天心純樸、公正、清淨，無貪嗔癡，沒有分別心，是君子之心。比如太陽，太陽的光與熱惠及地球上所有生物，無保留，也無分別，這叫天心。自私是與自然對抗，天災是大自然的懲罰，中國古時候從君王到百姓都相信這種因果。從前的人發明出一件東西，要考慮是否利益後代。近這五十年，我們活在科學垃圾裏。

我們祈求上天保佑我們，設若上天真能聽見我們的聲音。上天會問，為甚麼我要特別保佑你？其他更需要保佑的眾生，為甚麼你不關心？當天心遇到自私心，產生的能量不是正面的。所以金剛經上說：「若以色見我，以音聲求我，是人行邪道，不得見如來。」

這個「慈心觀」，是個雙贏的祈禱法，既利己，也利人，契合天心，符合自然之道。

#「慈心觀」的第一句

「願我沒有危難。」

「慈心觀」的祈禱文非常簡單，只有四句話，但需要配合冥想來完成。我這裏說「冥想」，不是打坐。冥想可以理解成禪坐，禪坐未必一定需要盤膝而坐。在喜馬拉雅山禪修的行者，甚麼樣的坐姿都有。冥想也沒有宗教標籤，我相信，當這個「慈心觀」出現在人類社會時，人類還沒有狹窄到要用宗教把人劃分起來。

慈心觀的第一句是：「願我沒有危難。」

傳我這個法的大師叫宗映師，是一位比丘尼，宗映師告訴我一個故事：不久前，她看見一個人印堂發暗。印堂就是額頭近眉心處。我見過一個朋友印堂一團黑氣，他本身是位律師，不久之後就因為被合夥人陷害而進了監獄。我不懂面相，也沒有受過訓練，只是善於觀察。當時察覺到這位朋友印堂發黑，我只是覺得好奇，也不敢亂拋書包。但宗映師是位禪定高手，她看見這個人印堂發黑，出於慈悲心，便直接告訴對方：「你在五天之中會因為交通意外而身亡，請立即防患。」

宗映師講這個故事的目的是要提醒我們不要有一個感應不好磁場的心。我以前說過同位共振的現象，我們的心力很大，很不可思議，所以一個有訓練的心可以幫我們謀幸福，反過來，一顆充滿煩惱的心，會像磁石一樣為我們吸過來共振頻率相同的煩惱遭遇。宗映師當時看到的那位印堂發黑的人，如果立即請法修「慈心觀」，甚至只修這第一句，就可以把自己負面的磁場散掉，因而逃過一劫。可惜這個人心量太窄，不讓福氣進來。五天後，他的家人來向法師頂禮，報說這個人真的出車禍走了。

願我沒有危難

願我沒有危難，將心比心，也希望天下眾生都沒有危難。

有了這樣寬宏的心，就契合了天心，由於契合天心，您的祈禱就有天來幫您。這裏面有個步驟：首先是要釋放自己的負面磁場。負面磁場會吸引負面遭遇，並且會像滾雪球一樣越滾越大。

這個步驟要在冥想中完成。冥想也叫觀想，觀想的方法：盤坐；或坐在椅子上雙腿自然垂放；或安坐沙發中，令自己舒服。如果有宗教信仰，可以在供奉的神前進行。

觀想的時候，想像自己的身體與大自然的光明化成一片。在光中，自己被千萬朵含苞待放的花朵包圍，在您的意念暗示下，千萬朵花一起綻放，自己全身的毛孔也隨之打開，觀想光中出現更耀眼的金光。金

恨是負面的能量，愛是正面的能量。心懷恨意做人，猶如心懷恨意開車，遲早都會出意外。

光隨着打開的毛孔進入身體，身體隨之變得通體透明，猶如一尊發出金光的透明水晶雕像。

當觀想到自己通體透明的時候，想像自己身體上那層灰色的煙離開了自己，最終消失在天邊一片大光明中。這層灰色的煙就是負面的磁場。現在你的負面磁場已經離開了你，你的磁場變得正面純淨而且有力。正面的磁場由正心而來。有如物以類聚，好事也向您聚攏。

不要執着恨。恨是負面的能量，愛是正面的能量。心懷恨意做人，猶如心懷恨意開車，遲早都會出意外。這樣又怎麼能「願我沒有危難」呢？

這就是慈心觀的祈禱方法，首先照顧自己，同時也照顧別人；首先學會愛自己，也同時學會愛別人。最重要的是，學會愛陌生人。

觀想的一點技巧

修習「慈心觀」要求我們進入觀想狀態，這其中有一點點技巧。

比如觀想自己通體透亮，您可以當是照鏡子，您甚麼姿勢，鏡中的您也是甚麼姿勢。您看見鏡子中的您變成通體透亮，您自己必然也已經透亮。原則是不要用任何的力，好像看東西一樣，很自然就看見了。

上一篇文章中描寫的觀想過程，你在鏡子裏看得清楚，就等於同時發生在你身上。過程中的步驟要清晰，但不一定要具體。比如你看見自己的身體變成一團光，融化在大自然的一片大光明之中。這個過程可以霎時便發生，剎那間你已經在一念間變得通體透亮；你也可以細緻到「看見」一個一個內臟輪流化光，直到五官、四肢、皮膚、頭髮、指甲等等，都化光。

願眾生沒有危難。

這是個讓神經十分鬆弛的過程，初時可能甚至會在觀想過程中睡着。睡着了也無所謂，醒了再做，如果一覺睡到天亮，那麼天亮後再做嘛。有的朋友寫信來說鬧失眠，這可能是個幫助睡眠的方法。

觀想的時候可以閉上雙目，也可以似閉非閉剩下一條縫，讓光進來，這樣比較容易保持清醒。自然呼吸就可以，不要去想着呼吸。在你觀想到自己通體透亮的時候，便再次祝願「願我沒有危難」，然後緊接着，再祝願「願眾生沒有危難」。如果想回向給親友，便觀想他們在你的面前，你繼續祝願「願某某沒有危難」。如果你在搭乘交通工具，希望旅途平安，便祝願「願所有同行的人沒有危難」。被你祝願的人都與你一樣，能夠獲得平安。

願我沒有內心痛苦

「慈心觀」祈禱文的第二句：「願我沒有內心痛苦」。

心病還須心藥醫，情緒病靠自己調整心理，把煩亂的心收回，觀自己的心。一切唯心造，世上的一切都因為自己動了念，以致無中生有。動了一個懷疑的心，周圍的人，從家人開始，到朋友、同事、社會上的人，全都成了疑人，這是一個感應不好磁場的心。

自我中心的人一切以我當頭，甚麼都要，要發財、要成功，但從不想想對方，在取的過程中，「公平」從來沒有想起過，所以是個感應不好磁場的心。有些人與家人相處得不好，明明是一番好意，但總讓家人覺得煩，這是自我中心的另一種形式：習慣了用自己喜惡的標準去安排人家的生活，好像家庭警察，指手劃腳，甚麼都要管。這種人自己

一切都是暫時的，任何痛苦都會被時間沖淡。

覺得是出於好心，但人家覺得是多餘，不勝其煩。好像人家都沒有大腦，沒有判斷力，人家的腦袋都長在了你身上。這是一個缺乏自知之明的心，同樣招來負面磁場，引來不好的遭遇。焦慮的痛苦最不為人知，一般人都習慣把焦慮的心情壓抑在心底，外表一點都看不出來，這種人對生活慢慢失去興趣，很容易哭，逐漸把自己孤立起來，甚至有自毀的傾向。

心的狀態千千萬萬，心亂的時候可能連自己想要甚麼都不知道，這時候一定要記住一句話：一切都是暫時的，任何痛苦都會被時間沖淡，一切都會過去。觀想的時候不要管心中的痛苦是如何具體離開的，只需要告訴自己：「願我沒有內心痛苦」。然後重複之前的觀想方法。

願我沒有身體病痛

恭恭敬敬地把前面兩句祈禱文用心默念，專注地做好觀想，心開始變得柔軟。一顆柔軟的心是一顆寬容的心，寬容的心懂得將心比心。

願我沒有危難，也願他人沒有危難；願我沒有內心痛苦，也願他人沒有內心痛苦。觀想到這個程度，心柔軟了，心身舒暢，病從哪裡來？所以慈心觀的第三句祈禱文是「願我沒有身體病痛」。沒有身體病痛包括了前面的沒有內心痛苦，身心都走上正軌，情緒病也不知不覺復原。

一個身心都健康的身體，更能體諒人家的痛苦。這時候如果被人家無端謾罵，也會習慣地用慈心去「觀」一下人家的心，一觀便知：對方是在痛苦中過日子，於是能夠體諒對方的憤怒。這是因為自己懂得轉換角度，心就打開了。你修習了慈心觀，人家沒有你這樣的福氣。

修慈心觀不是為了唱高調，首先是為了自己修，這是個很實用的法。假如遇到逆境，當下便觀想：自己在一剎那變成金光一片，同時默念祈禱文。假如遇到破口大罵的人，你在金光中，轉換角度想想在破口大罵的對方，這個管不住脾氣的人，心臟還能負荷多久？所謂發火，這個心火不但燒毀自己的健康，也燒毀自己的人際基石。如果總是對著家人發火，這個家也遲早被毀掉。

我的母親已經在醫院躺了快五個月。醫生每隔幾天就對我們說：「人的健康很脆弱，人的生命很脆弱」。這種話，平時身體健康的時候誰也聽不進去，還以為那個多愁善感、看慣生死的醫生在念詩。但到親人、到自己身體出了毛病，醫生的話字字入心，只後悔覺悟太遲了。

願我永遠保持快樂

隨着「慈心觀」祈禱文的秩序，從「願我沒有危難」開始，接着是「願我沒有內心痛苦」，恭恭敬敬地觀想到「願我沒有身體病痛」後，感受一下身心當下的感覺。

在金光中的你，這時感覺到一種身心都解脫的快樂，原來籠罩着身體的不好磁場已經化成一縷煙消失在天邊；內心的痛苦也化成一縷煙消失在天邊；身體上的病痛也化成一縷煙消失在天邊。消失的過程不需要具體去「看見」，意念告訴身體：「病痛消失」，病痛就化成煙，從全身打開的毛孔中散出，釋放到天邊的一片光明中，無影無蹤。這時候的身心有一種解脫的快樂。

祈禱文的第四句便是「願我永遠保持快樂」。在金光中，進入身心解

讓每一個細胞都記住這個快樂。我們的細胞是有記憶的。

脱的快樂，讓身體的每一個細胞都體驗這種快樂，讓每一個細胞都記住這個快樂。我們的細胞是有記憶的，為了讓你身體中的每一個成員都記住這份快樂的質感，坐的時間要長一點。讓每一個細胞都記住這種快樂的質感，是為了在任何時候都可以把它調出來用。

記得我們説過，一顆有訓練的心可以幫我們謀快樂，謀幸福嗎？這個觀想的過程便是訓練心的過程。當睜開眼，回到生活中的時候，隨時可以用「慈心觀」回到一片金光中，回到身心解脱的喜悦中。這樣成為習慣，身體自然一天比一天健康，一天比一天遠離疾病的威脅。解決生活中的逆境是需要時間的，在這個過程中用「慈心觀」多給自己和他人一點關愛。

「慈心觀」的不可思議

「慈心觀」其中一個最不可思議的功效是：幫助你改進社會上的人際關係，使你在人事上添加助力。這是傳我這個法的比丘尼宗映師告訴我的。

我想起一位密宗大師，他是李連杰的上師，有人請他施法促成一件事，事情果然成了，後來有人請教上師施了甚麼法，他謙卑地笑了起來，說：「我只是把對方的照片放在面前，把一切好的祝願都加在他身上。」現在回想起來，這位密宗大師修的就是慈心觀。為別人修慈心觀之前，首先為自己修，讓自己的磁場乾乾淨淨充滿正面能量，讓自身通體透明，整個人籠罩在一片金光中。這時候，你的頻率與大自然的頻率形成共振，好比一滴水溶進了大海。你動的念頭，好比一塊石頭投進水裏，激起的水紋會蕩漾到你看不見的地方。

慈心觀的基礎就是為他人設想。

如果你為他人修，在大自然同位共振的原理下，對方會收到從你的磁場發出的信號，他在潛意識裏受到你的祝福，自然會感謝你。磁場是互相交換的，別人會感覺得到。你有事求人幫忙，先為他人修慈心觀，但也不要強人所難。明知不可能的事就不要強求，要為人設想。

慈心觀的基礎就是為他人設想。比如別人遲到，在等的時候懂得體諒人，為人家修慈心觀，甚至只修一句：「願你沒有危難」，就能夠幫到人家的忙。人不一定通過說話才能交流，修慈心觀的人自然給人一種清涼的感覺，猶如在炎熱的夏天，為人帶來了涼風。從前，佛陀在渡每一位眾生前，都先為對方修慈心觀。這是在南傳的僧團中一個口口相傳的軼事。

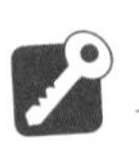

你是否認得快樂

前幾篇文章講修習「慈心觀」的方法時，不止一次提到「恭恭敬敬」的字眼，這裏要解釋一下。

「恭敬」，在這裏不是要求我們去恭敬那幾段文字，而是提醒我們行氣的一個竅門：一個人的念頭會影響情緒，而情緒一定會影響身體。例如長期的腰痠背痛，西醫診斷這種病有四大主要成因，前三個分別是：姿勢不良、長時間固定一個姿勢工作、缺乏運動，第四個原因就是情緒與壓力失衡。

情緒、壓力都影響我們身體內氣血的運行，一旦出了「恭敬」的念頭，身心便柔軟了，氣脈也暢通起來。修法的時候我們需要氣脈暢通，所以需要動「恭恭敬敬」這個念。一個懂得令自己開心快樂的人是一個健康的人。連心都開了，全身血脈和細胞哪有一個不打開？即使五臟中有毒素，也由此從開放的毛孔釋放出去了。

到底什麼是開心快樂？什麼才能令我們開心快樂？假如成功的標準只是名利雙收，名利雙收的人是天下最快樂的人嗎？關鍵在於，生命中出現的快樂，你是否能夠認得出來，出現的時候是否能夠充分地體會到。我們是群體動物，人離開了人就無法生活，但偏偏我們又不懂得與人相處的藝術。

如果我們想開心，就不要把焦點放在對方的缺點上，這是個惡性循環：你看對方不順眼，對方也一定看你不順眼。世間沒有一個完美的人，即使古今中外的聖人全都在我們周圍出現，我們也有本事把他們的缺點一一找出來。這是我們缺少懂得欣賞別人優點的心，所以便不會開心。

允許的藝術

從西方流行起來的「新紀元運動」是不含宗教意義的精神運動。這個運動所關心的也是人們的精神與身體健康，以及怎樣用轉換思想模式的方法使財富進來。這包括了精神財富與物質財富。他們也修法，所謂的「法」是方法。

有個法叫「允許的藝術」（The Art of Allowing），只允許讓自己感到平和舒暢的念頭進來。在我們腦中自出自入的念頭不知凡幾。這些念頭管不住，也停不了，一時使我們開心、充滿鬥志，一時使我們沮喪、充滿痛苦。

允許的藝術就是只允許那些讓我們身心舒暢的念頭進來，把那些讓我們感到不開心的念頭擋住。假如你現在這一刻感到不開心，立即認出這個令你不開心的念頭，不允許它盤踞在你心裏。這是你的身體，你的心，只有你才有權允許自己擁有甚麼樣的心境，先決條件是你必須下定決心，要做自己心境的主人。

有了這個決心，你的覺性便會像探照燈一樣豁然明亮。一覺到心中景致不美麗，不是你所喜歡的，立即按遙控板轉台，轉到一個自己喜歡的心境。到了這個心境後，如果你修習觀想法，便花一點時間，讓身心都融匯在這個美景中。如果你不修觀想法，那麼就一再重複修這個「允許的藝術」。

正面的態度是一個含有高能量的振動頻率。大自然與人的關係，是既不降福也不降禍，只回應你所發出的振動頻率，這是大自然與人溝通的語言。你越充滿歡悅，越能吸引好的磁場。心懷喜悅的第一步是：心懷感恩。

第七章

民間知慧在偏方

「馬齒莧偏寒，要放兩片薑。」

「為甚麼中國民間的『秘方』不能推廣到世界？因為這中間涉及很大的利益衝突問題。」

製造血小板偏方

暖心族的一位成員甘美娜是位律師，她說，她的母親因為血小板低，醫生不讓她吃某種西藥，就是說，吃這種西藥的前提是血小板含量必須正常，她的母親卻連這個條件都沒有，怎麼辦？

這位醫生向她推薦一個偏方：花生衣。

原來花生衣有促進骨髓製造血小板的功能，這方劑為：一碗花生衣，十粒去核紅棗，兩碗半水煲至一碗，每天早上空腹喝。花生衣可以在中藥店買到。經過一段時間，患者的白血球與血小板數量恢復了正常，於是有機會繼續接受治療。

介紹用這劑偏方的是位香港西醫，我認為，這是一位沒有成見，尊重科學，以病人的福祉為首要的好醫生。在大陸，早就開始中西醫合診，比較香港，後者的醫療概念還是很保守。我的母親在醫院住了半年，我有機會與三個大醫院的醫生護士相處了六個月，後來母親能夠出院，連醫生都覺得是奇蹟，我們一家對醫生與護士們只有說不盡的感激。但我還是相信，如果香港的醫院能夠實行中西結合療法，對病人的治療以及康復後的護理，只會更加科學、更加理想，病人也能有更好的生命質量，這是最重要的。

民間的一劑偏方通常所費無幾，卻能有效地解決患者的問題，能夠想像有人將這些廉價食材帶到西方去宣傳，與價值百億的西方醫藥分庭抗禮嗎？以花生衣能增加血小板數量為例，我相信西藥也一樣有同樣功能的藥。但比較而言，買花生衣的價錢大概連買藥瓶都不夠。所以為甚麼中國民間的「秘方」不能推廣到世界，因為這中間涉及很大的利益衝突問題。

夜尿及小兒遺尿

白果可以止夜尿。這是同學仔方曉嵐的經驗。

她最近與夫婿陳公子合編的一本食譜《真味香港菜》已經出版，反應十分好，現在磨拳擦掌準備出續集。在嘆茶的時候，她說老母親八十五歲了，晚上起夜五次，簡直沒法睡覺。後來聽說白果可以治夜尿，她便買一斤白果，去殼，連那一層薄衣炒熟。炒的時候不放油，乾炒。炒熟後，才去薄衣。以她的經驗，連薄衣一起炒可以保住水份。如是者一星期吃一斤，吃了四斤，一個月後，五次起夜變成一次。

但以我所知，白果含微毒。有書記載，從前飢荒時飢民把白果當飯，結果都死。也有書記載，如果一次吃多過一千顆也會吃死。於是我再查資料，得知如果熟食，每次廿至卅粒很安全，如果連白

白果：
是銀杏樹的果實。味甘苦性溫，有微毒；不宜多吃。熟食能溫肺益氣，定痰哮，斂嗽喘，縮小便，止帶濁。生食可降痰解酒，消毒殺蟲。市面上的白果指的是白果的核仁部份。

果中間的心也摘除，大量吃也沒有關係。記得，吃時一定要去薄衣，體虛者最好連白果心也在吃時摘除。白果寒性，在乾炒時放兩片薑一起炒更好。

方媽媽每天把炒熟的白果當零食，一個月後治好尿頻症。從前的老偏方則說，在臨睡前吃七粒生的，七粒熟的，但沒有說要吃多久才生效，只說有效後便停止。這個辦法還可以治兒童遺尿症，說是每晚睡前吃五粒熟的，半個月便可以見效。我建議有需要的父母也參考方媽媽的吃法，但一天不要讓孩子吃多過廿粒。如果吃過量，喝濃茶或咖啡可去毒。切忌同時吃魚。切記！

陳皮紫蘇治咳嗽

秋天，周圍的咳嗽聲越來越多，隔着牆，我聽見鄰居咳嗽了快半個月。中醫説，秋天容易傷肺，田園師海倫到我家喝茶，聽見我老婆也在咳嗽，便介紹一味陳皮紫蘇茶。

這味茶源自一本叫《五代中醫》的書，海倫在這條方子的基礎上加上了自己的經驗。這味茶適合感冒、傷風引起的流鼻水、咳嗽、痰多，還可以驅風，材料在藥房很容易買到。

方法：陳皮兩片，溫水浸泡十五分鐘，泡軟後用水果刀刮去陳皮內的白色層，紫蘇葉六至八片，熱水一杯，浸泡半小時，趁熱飲用。老年陳皮很貴，竟然是名貴中藥，價格比黃芪一類的中藥更貴。柑要上市

陳皮：

味辛、苦，性溫。具有理氣調中、燥濕化痰的功效。能治胸腹脹滿、不思飲食、嘔吐、咳嗽痰多等症狀。但不適用於氣虛及陰虛燥咳患者，吐血症尤其要慎用。曬好的柑皮要在冬至日正午前收入儲存的容器內保存，不然就容易受潮。過午後收的柑皮易發霉。

時，不如趁機自己做陳皮。正宗的陳皮來自「新會柑」，要買沒有熟透、皮還是綠色的柑。

海倫有一個連夜剝柑皮的故事：她買了一箱綠皮新會柑準備做陳皮，當然首先要剝柑皮，剝了十來個後便有些懶，心想不如明天繼續。到了半夜，綠皮柑竟然在眼前逐漸後熟變紅，她只好把兒子占美也叫來幫忙，兩母子連夜趁柑皮還帶綠的時候，把整箱柑全部剝了皮。柑皮在陽光下曬兩三天後開始變乾，乾透後還要蒸一分鐘殺菌，然後再放在陽光下曬一個秋冬季。過年前，把曬好的柑皮放進塑膠密封箱內，並放置抽濕珠，要確保柑皮不發霉，半年後即可食用。台灣出的抽濕珠可以循環使用。

存放了二十年的柑皮貴過人參。陳皮是個寶，健脾、舒胃氣脹、舒肺氣和肝氣。如果自製，就不怕它像黃金一樣升值，更是對一家老少都有益。剝下來的一箱柑肉可以做果醬和醋。

清肝去膽石方

用自然療法除膽石，中國有，國外也有。

先說國外。這是一位在美國行醫的印度醫生教的，在網上流行了幾年，反應很好。我的朋友占士試用過，他後來在這條方的基礎上改了一下，變成一條洗腸方，我也曾經介紹過。這劑去膽石方還可以清肝，要用六天時間準備：頭五天，每天飲用至少四杯蘋果汁，或者吃至少四五個蘋果，能多吃一兩個更好。蘋果汁能夠軟化膽石。

在這五天裏，飲食要清淡。膽石的形成與過多進食肉類、乳製品有關，過量飲酒、喜歡吃煎炸食物的飲食習慣也要改變。到第六天，不吃晚餐，傍晚六點鐘，用暖水一杯，沖一茶匙瀉鹽服下。Epsom Salt，藥房有售。到八點，再飲一杯同樣份量瀉鹽水，瀉鹽中有種物質能幫助

Epsom salt（瀉鹽）除了飲用幫助排便外，亦可用作沐浴。用Epsom salt浸浴，可以軟化皮膚，緩解疼痛、消腫和炎症，去除角質皮膚，清除身體異味，協助清理體內毒素，放鬆肌肉，舒緩關節酸痛，是一種天然潤膚劑。

打開膽道。十點，用半個檸檬的汁，加半杯約一百二十五毫升橄欖油，調混後飲下。也可以用純正芝麻油代替橄欖油，這是為了讓膽石更容易通過膽道。不要買與其他油混合的芝麻油。

此後，不再吃喝，最好立即睡覺，身體向右側臥。第二天早上，大便中會有綠色的膽石。此後每年，如法清肝膽一次。台灣的《五代中醫》介紹中國去除膽石的偏方：玉米鬚一兩，加入一升半的水，大火煮沸後改中小火，煮三十分鐘。全部湯水在下午四點之前喝完。

如果腸胃健康，還有另一方：半斤綠茶磨成粉，(市面有現成綠茶粉賣)每次兩茶匙，沖熱水，連茶粉服用。每日最少飲四杯，飯前飲用，約服用三個月見效。煮玉米鬚水的方大概要更長的時間見效。建議採用中國偏方的同時也多吃蘋果。

治療肋骨痛

天師伍啟天在大江南北竟日遊方，一來是作畫，二來是在各地探訪隱跡於市塵及山林的高人，收集自然療法的驗方，及習研五行玄術。

他好像是一位生活在古人小說裏的方外行者。行蹤飄忽的他最近突然出現，帶來了一個從前沒有公開過的驗方，這是治療左右肋骨痛的。

肋骨痛是肝膽熱的病症，起因是長期夜生活、煙酒、情緒憂鬱等。肋骨痛可能是單一左邊或者右邊痛，也可能是兩邊都痛，也可能是固定一點痛，這些情況都適合此方。友人中有一位葉先生，肋痛了十年之久，服用此方一帖後，至今未發。藥方具體如下：水蛭六十克，土

水蛭：
活水蛭可用以醫治閉塞病症，香港瑪麗醫院亦有活水蛭備用候命。曬乾後入藥，具有活血去瘀功效，專治血栓塞、瘀血積聚引致腫痛的病人。

鱉蟲、玄胡索各二十克，雞內金、廣三七、熟大黃各十五克，生白芍、鱉甲、枳殼各三十克。

這劑藥用了很多蟲，水蛭是化瘀血的；土鱉蟲有很多別名，又叫地烏龜、蟄蟲等。根據藥典，這個怪物竟然是重要的藥用昆蟲，具有化瘀止血、接筋續骨等功能，主治關節炎、閉經，還可以治白血病、癌症等。真想不到一隻難看的蟲竟然被古人發現它的神奇療效。從前又沒有醫療器械，全靠醫生自己的人肉化驗室，如果沒有醫人活人的熱忱與執着，誰敢去吃蟲？這種蟲，從卵到成蟲，需時八至十一個月，幾乎比人的十月懷胎還要長。鱉甲是鱉的背甲，可以破淤通經。

天師說，把這些藥材全部打成細粉末，每服三至五克，一日二至三次，有破瘀軟堅解鬱，及行氣活血之功。此方名張果老軟肝散，相傳由唐代的一位道翁棲霞子所傳。輾轉至今，由四川一位老中醫公開。此方尚有清肝熱利膽石之功。

治灰指甲偏方

中國的蠶絲製品自古有名，其中又以我們蘇州的品牌最響。

做蠶絲的過程中有一個步驟叫做「繅絲」。女工們把浸泡在滾水中的蠶繭撈起來後，細心地把蠶絲從繭上抽出來。「抽絲剝繭」這個詞就是這樣來的。

但是，蠶本身可能帶菌，長久下去，很多女工的手指上都出現了灰指甲。為了治灰指甲，女工們發現了一個偏方。這個偏方看似簡單，但卻治好了不少人。「繅絲」這個工序後來被機器代替，女工們也只好轉行。到了今天，手工繅絲變成了江蘇一些絲綢店裏的表演項目，純粹為了取悅遊客。而這個治療灰指甲的偏方也幾乎湮沒失傳。

蒜：
有抗菌、殺菌作用，可驅除寄生蟲及預防食物中毒。並有強精、強壯作用，可提高免疫力及皮膚抵抗力，並可預防高血壓和動脈硬化。唯蒜性味燥熱，不宜多吃。有眼疾或視力衰弱尤應慎用。

偏方很簡單：去超市買一瓶陳醋，或者鎮江醋；大蒜（即蒜頭）一斤，拍碎，找一個放得進手指或者腳趾的大口玻璃瓶，蒜頭浸泡在醋中放置一晚；每晚先用酒精擦拭患處，然後將患灰指甲的手指或者腳趾放入蒜頭醋中泡十五分鐘，泡後用清水洗乾淨，再用酒精擦一次。兩三個星期後就開始見效。如此堅持，直到新的指甲長出來。

治灰指甲需要比較長的時間，這是因為指甲的生長速度很慢，一片指甲從底端長到邊沿需要五六個月。蒜頭醋最好每個月換一次，毋須加熱，也不用放進冰箱。灰指甲也有西藥治療，可以在藥店裏買到，有沒有用就不知道了。灰指甲會傳染，一定要小心將患者的襪子另外分開洗。

改善體質後可以減輕症狀。游泳的效果最好。

鼻敏感的療方

秋冬季節是鼻敏感的高發時期，市場上有現成的噴鼻劑，但還是有很多人不願意採用，怕它治標不治本。

我問遠在武漢的馬師傅，有甚麼好的方子介紹？馬師傅是武當天罡拳的唯一傳人，是位出色的氣功師，他住在武當山下，武當山就是一個以養生、長壽作為主題的道家聖地。馬師傅傳過來一個治療鼻敏感的藥方，如下：黃芪三十克；丹參十二克；防風十克；白芷十克；川芎十克；蒼朮十克；炒黃芩十克；五味子十克；辛夷十克；蒼耳子十克；陳皮十克；法半夏六克；穿心蓮十五克。加入五碗水，讓藥材浸泡二十分鐘，小火煲至一碗。每天一劑，連服八周。兒童服用時藥材份量減半，例如三十克減為十五克，十五克則減為七或八克。

我曾經在鼻敏感發作期間用生理鹽水洗鼻：先清潔鼻腔，然後用不帶針頭的針筒，抽取生理鹽水注入鼻孔，輕吸一下，把鹽水引進鼻腔後，水會從口腔流出，吐掉。通常兩三個星期就會生效。用生理鹽水洗鼻和服藥可以同時進行。還可以用紫蘇葉三五張泡水，加入葱白（葱白是京葱的白色部分），泡水當茶水喝。

如果不怕辛辣，可以把葱白切碎，拌入飯中，加入橄欖油和生抽調味後食用，堅持一個秋冬天。鼻敏感不容易斷尾，但改善體質後可以減輕症狀。游泳的效果最好。

類風濕關節痛偏方

以下這個偏方，我很早前已經聽人説過，網上也流傳，甚至我自己也泡製了一瓶，至今還在櫥櫃裏。但直到今天，我才明白這個偏方所針對的毛病：類風濕關節痛。

偏方很容易做：超級市場中購買一瓶氈酒 Gin。氈酒又叫杜松子酒，杜松子是做這種酒的植物。在杜松子酒中倒入一包葡萄乾，葡萄乾是美國羅省出的也可以，新疆出的也可以。但這樣，你就需要再去買一隻真空玻璃瓶，大瓶口那一種，把酒倒進去，把葡萄乾倒進去。蓋好瓶蓋後浸一個星期。一星期後，每晚撈二十粒，睡覺前服下。

做這個氈酒浸葡萄乾有兩個版本，一個是指定用羅省葡萄乾，但不指定氈酒牌子；另一個是指定用哥頓牌氈酒，國貨公司中買的新疆葡萄

關節痛有很多成因，如果是勞損性便不會有效。

乾。後一個版本，是一位行家告訴我的。他的妻子家人患類風濕關節炎，手指也無法張開，自從堅持服用氈酒浸葡萄乾後，已經不再發作。

我自己泡了一瓶，是因為聽人説，吃這個東西對膝關節痛有效。但其實關節痛有很多成因，如果是勞損性便不會有效，所以它治不好我的膝痛毛病。需要用這個偏方的患者，要先請教醫生，確診後才服用。把葡萄乾撈出來時，用具一定要乾淨，這樣酒瓶就不用存放雪櫃。如果你不放心，便把它放進雪櫃裏。孕婦及肝病患者要先請教醫生。

第八章

有關痛風的藥方

「長期尿酸會短壽。」

「十年的痛風，連服兩個月後，已經痊癒。」

蔣先生的痛風藥

有一位蔣文正朋友來信，一手漂亮的毛筆行書體，可以裱在鏡框裏。

蔣先生為大家貢獻了一個珍貴的痛風驗方，還分享了他和兒子治療痛風的寶貴經驗。我曾經介紹過故友梁玳寧小姐所傳下來的一劑痛風驗方，原來蔣先生很早前已經聽過，並且曾經服用，但無法根治。蔣先生後來另獲一方，是梁小姐所傳之方的基礎上另加幾味藥。試之，他十餘年的痛風苦楚徹底消失。

蔣先生的公子才三十出頭，也因為飲食不當，或可能遺傳，也有痛風。「試過一星期發病兩次，每次三天，去請西醫打針，打到連西醫也勸他不可多打，言明副作用甚大。但發作時……痛到要在大街上坐下，央求途人攙扶去坐的士求醫。」

痛風驗方正名叫「補腎利尿醫痛風方劑」：金狗脊五錢、金錢草五錢、車前子五錢、威靈仙三錢、竹茹三錢、甘草三錢、北芪一兩、牛膝四錢、杜仲五錢、雲苓四錢、白朮四錢、澤瀉三錢、漢防己三錢；五碗水煎至一碗，早餐後半小時服用。也可以請藥房配成藥粉沖服。第一次連續服用十至十五天，按病情深淺而定，以後每半年連續服用三天，以防復發。服藥期間必須戒口，否則無效。這十多劑服完才幾百塊港幣！

蔣先生服藥至今三、四年，不必再打針吃止痛藥。他在信中說：「不必介意閒言閒語，本人亦略懂藥理，更曾遍查藥典，方中藥物確利尿利關節，且有消炎止痛之功。」謝謝這位熱心的蔣先生，我個人更想感謝您：您令我心頭一暖。

骨刺靈驗方

我外甥女頸椎、腳跟長了很多骨刺，我想起一劑廿年前介紹過的骨刺靈驗方。

這方劑來自張志雄醫師，他在內地行醫時，十年中治愈千餘例骨刺患者，一般患者服用三帖藥就能減輕疼痛，但仍要堅持服用，直至拍X光片證實骨刺消失，這過程最少廿二劑，最多達一百卅多劑。多年後仍有人把這個藥方複印後在中環派，想來是自己服過有效後再廣結善緣。

為了謹慎，我請天師——伍啟天再過目，天師也熟諳中華醫學，經過一些調整後，藥方如下：

白芍：
味苦、酸，性微寒。歸肝、脾。功能養血和營、緩急止痛、斂陰平肝。

白芍二兩至四兩，木瓜五錢，威靈仙五錢，甘草三錢，葛根三錢，桔梗三錢，川杜仲三錢，甘枸杞三錢，川牛七三錢，生薑三片，紅棗去核五粒。

白芍性寒，先試服二兩，如果沒有腹瀉現象，加至四兩，曾有病例重用白芍至每帖六兩（即一百八十克）。如果腹瀉，白芍應改為炒白芍，並加炒白朮三錢，白茯苓三錢。體虛肚瀉者二天吃一劑，藥量不可減。天師建議，如果體虛者還可以加北蓍五錢。

煎藥時以水浸過藥面，煎至水剩下八分，即大半碗。藥渣立即以同樣水份翻煲再煎一次，同樣煎成大半碗水後，將前後兩碗藥倒混使藥性平均，然後重分成兩碗，一早一晚，飯後半小時服下。戒辛辣、魚腥、蝦蟹蠔等物。

治療痛風要戒口

痛風從古代的希臘與中國開始，到現代的東西方國家，都是一門研究課題。

古希臘名醫希波克拉底説：「太監不會得痛風。女人在更年期以後才會得痛風。年輕男性除非荒淫無度才得痛風。」中國古稱痛風為「王者之疾」，得此症者都是吃得起喝得起的達官貴人，元世祖忽必烈就有嚴重痛風。

到了二〇〇四年三月，「新英倫醫藥雜誌」上載有一篇文章，一位姓蔡的醫生帶領一個研究小組，花了十二年的時間，跟進了四萬七千個志願人士。十二年後，發現其中七百多人被確診為痛風。結論為：好食肉者，得痛風的機會比少食肉者高百分之四十，好食海鮮者高百分之

嘌呤：
是人體在新陳代謝過程中產生的一種代謝廢物。如果腎臟未能將嘌呤透過尿液徹底排洩，最終會形成尿酸，以結晶狀態積聚於軟組織內，導致身體免疫系統過度敏感而造成痛風症狀。

五十。一些食物嘌呤(Purine)高，卻不會引起痛風，包括豆類，菇類、菠菜、椰菜花，這與傳統説法大不一樣。

治療痛風要減肥，戒酒、戒啤酒，少肉少魚，多瓜菜。動物內臟、蝦、蟹、貝殼類絕不能碰，肉湯、魚湯、雞湯、火鍋湯不可以飲。多喝水，白開水可以稀釋尿酸，加速排泄。不要吃辛辣。炒菜的時候不可以放雞精、牛素。各種海產包括蝦米、魚皮、魚乾、魚卵不能吃。鵝、野生動物不能吃，硬殼果不能吃，包括花生、腰果、芝麻。麥皮、乳酸飲品不能吃。咖啡、茶、奶、蛋在服藥期間少吃或不吃。多吃香蕉、西蘭花、西芹，在發炎及服藥期間不要吃櫻桃(車厘子)及士多啤梨。蘋果醋加蜜糖有療效，可以調節血壓、通血管、降膽固醇、有助治療關節炎及痛風。飯後，用一茶匙蘋果醋及一茶匙蜜糖加入半杯溫水內，調勻飲用。以上一部份是在服藥期間需要戒吃的食物。痛風好了後也必須改變飲食習慣與生活方式，尤其要運動，使尿酸隨汗液排出體外。長期尿酸高會短壽。

十年的痛風，連服兩個月後，已經痊癒。

青木瓜治療痛風

我曾經在專欄中介紹的治療痛風方，是代代傳下來的，但在互聯網上卻找不到。

可以見到的唯有一個一個好像用紅藥水泡過的蘿蔔頭——在東北有一種基因改造的蘿蔔，名「抗風紅」，又叫「雌性紅蘿蔔」。商人將它宣傳成抗痛風的唯一聖品，每個蘿蔔人民幣二十大元。

有一位叫阿駱的朋友寄來一張剪報，上面刊載的是與我同一個藥方。他從九七年保存到今天，十二年了。服這方，必須戒口，但很多有痛風症的朋友連需要戒那些食物都不知道。痛風症患者不能吃的食物如下：所有酒類、鵝肉、螃蟹、蝦、杏、龍眼、豆腐、胡椒、桂皮、動物的肝、腎、腦、胰等內臟和豬肉、牛肉、火腿、羊肉、鴨肉、雞、鴿子、鵪鶉、鯉魚、比目魚、沙丁魚、鷓鴣、鱔魚、貝類等，忌吃菠菜、蘑菇、龍鬚菜、扁豆、香椿頭、青蘆筍、豌豆等，忌吃濃茶、濃咖啡、人參、辣椒、茴香、花椒等。

這樣看來，基本上什麼都不能吃，比出家人還「清心寡欲」。好消息是，告訴我這個方的朋友阿黎說，他服藥痊癒後，肉照烤，酒照澆，又是一隻食肉好獸。不過，我還是覺得，飲食小心一點好。

又有一位名叫Joe Ng的朋友介紹了一劑食療方：小型青木瓜一個，洗淨，去籽，連皮切片，用水浸過木瓜，慢火煮三十分鐘，用煲得的木瓜湯水，沖少許綠茶，例如龍井、香片之類，每星期飲三次。兩個月後，每星期飲一到兩次，當茶水。這位朋友說：「十年的痛風，連服兩個月後，已經痊癒。」很感謝Joe Ng和大家分享這個寶貴的經驗和知識。

第九章

心平氣和命長久

「惡性循環，整個社會就會成為充滿埋怨、憤怒、暴力和衝突的壓力鍋。」

「硬碰硬，兩邊都變成輸家。」

「我的潛意識竟然在向身體道歉！」

「人們行為的後面只有兩種心理原動力，一種是信心，一種是畏懼。」

「焦慮、憤怒、抑鬱等不良情緒，影響到荷爾蒙的分泌，引使鈣代謝不平衡而流失骨質。」

「一緊一鬆，反覆做三次，每日做三至五次。簡單到極，但很有效。」

惡性循環，整個社會就會成為充滿埋怨、憤怒、暴力和衝突的壓力鍋。

不發脾氣

外表看起來，我是個現代人，但是骨子裏卻住着一個披蓑戴笠、闖蕩江湖的俠客，喜歡打抱不平、管閒事，這是我老婆說的。這不一定是好事。

有兩次在大陸，我看見小偷在辦事，我去干涉，被那偷兒的團夥追，刀子都掏了出來，往我身上比。這是小事，比較大的，是有時因看不過眼也會喝罵人，這樣就不是打抱不平，而是脾氣不好。可是罵了人，自己也並不舒服，事後回想起來，對方一定有他的委屈和難處：態度不好的收銀員可能已經站着工作了七、八個小時，已經是身心疲憊；把乘客開得在車裏甩來甩去的的士司機，可能正在煩惱家中不好好念書的孩子；上門來維修網路的師傅態度生硬，可能大熱天裏已經去過了好幾户人家，還要滿頭大汗地爬在角落裏，整理無數亂七八糟的電線，心情怎麼會好；把杯碟扔得嘭嘭響的服務員，大概在想不知道要做幾份工才夠家裏的開支……每個人背後都有一本難念的經。

人與人是在生活的激流中彼此摩擦的生命，大家都是在這個世間艱難揾食的營營眾生，我們只能彼此體諒。發脾氣是把自己的壓力發洩出來成為別人的壓力，如此惡性循環，整個社會就會成為充滿埋怨、憤怒、暴力和衝突的壓力鍋。

不發脾氣，心中的俠客退回山中坐看雲起，為人際關係中的那份祥和，也為自己內心世界的寧靜。

把情緒餓死

氣血不通除了運動不足，情緒也會影響氣血的流動。心中窩火——谷氣、憤怒、傷心、憂傷，都把氣堵在了器官裏。

如果你不明白這個道理，想想你如果有以上的情緒，你的睡眠好不好？如果你睡不着，睡眠質量差，你的血氣就一天比一天低，血氣低人便沒有精神，沒有能量。這樣，健康狀況就一天天惡化。你聽過有誰睡眠不好但精神卻充沛的？相反，無論患甚麼病，只要睡得好，睡醒的第二天精神一定比昨天好，這是個良性循環。今天好，明天好，天天都好，身體中的血氣也一天比一天暢旺，一天比一天遠離疾病和死亡的威脅。健康好比積蓄，底子越來越厚，自然會有脱離貧窮、脱離疾病的一天。

硬碰硬，兩邊都變成輸家。

憤怒生氣最傷身體。人有點情緒很正常，「如果無法趕走它，就把它餓死，不給它最愛吃的東西——憤怒。」以上的話，是我老婆與我吵架吵得快氣死之後，忽然開了竅。夫妻之間誰不吵架？所以朋友間便有了共同話題。肥艾迪有感而言：「如果身邊的人開始憤怒了，我就不能硬碰硬，因為那是和情緒問題作對，贏不了的。」這令人想到香港社會，這個社會越來越政治化。一個政治一個宗教，一強調便會情緒化。如果政府不及時疏導，情緒立即化為憤怒，硬碰硬，兩邊都變成輸家。

向身體道歉

我平日早睡，但有一晚不慎搞到深夜。

臨睡前習慣性地查一下電郵，其中一封郵件的內容令我十分反胃，我本來已經快睡着，這一激令我醒了一半，已經快關燈休息的身體機能突然被心頭火撞開。我可以感覺到一股怒氣迅速形成並且在胸腹間結集，眼看立即成沖天大火。

在這一剎那間，我現在還記得，有個意識在問：要不要發火？而身體與意識也分成了三部份，一部份是身體的狀況：因為怒而心臟猛烈狂跳，而意識也從中分成了兩部份，一部份在問自己要不要發火，另一部份與疲憊的心身連成一體，這一部份由於疲憊，所以顯得無奈也無力，我記得這一部份的意識回答：太累了，控制不住了。

另一部份的意識得到了這一部份意識的同意，已形成的怒氣便在頃刻之間爆發，在半秒鐘之內覆蓋身心。

如果不是瞌睡，我平日是有能力及時制止怒火節節拔高的，現在已經太遲，身體已經在那一剎那間受到了重創，二十分鐘後我睡在床上，雖然筋疲力盡，但無法合眼，心悸、心律不齊……所有已經消失的毛病在那一秒之間通通回來，然後出現一件新鮮事：「這個本來好好的身體現在突然不好了，責任全在我，對不起！」我發現我的潛意識竟然在向身體道歉！這個故事不是編造出來的，有很多人都不相信生一場氣可以得病。在第二天，我寫這篇文章的時候，頭還是痛的。向身體道歉，的確有必要！

一切唯心做

不要胡亂給自己暗示。意念不但影響健康，還會導致事情的結果。

譬如害怕失敗，越害怕失敗，失敗越可能降臨在身上。這個現象甚至有名稱，心理學上叫「瓦倫達效應」。瓦倫達在五十年代是個偉大的高空繩索平衡專家，經過無數次的成功表演後，卻在一次電視直播前失手跌死。事後他的夫人回憶：他每次都專注於腳下，不想其他，但在出事前，他太着意這次演出的成敗，不斷說「太重要了，不能失敗……」他腦中的意象不斷出現失足的畫面，而不是專注穩健地完成演出，結果真的失敗，代價是生命。

要做成一件事千難萬難，到頭來不但害怕失敗，還有可能害怕成功，面對榮譽與幸福覺得自己不配，不敢也不能承受，這種現象叫「約拿情結」。約拿是聖經人物，上帝派約拿去執行一件崇高的使命，這本來是約拿一直嚮往的榮譽，想不到當願望即將成為現實，他卻對自己失去了信心。原來人們不僅躲避自己的低谷，也躲避自己的高峰。因為要抓住成功的機會，意味着要承受更多的壓力，要面對更多無法預料的變化，並且承擔種種可能導致失敗的風險，由於心理上無法再承受又一個失敗，所以寧可選擇退卻。

人們行為的後面只有兩種心理原動力，一種是信心，一種是畏懼。

骨質疏鬆與情志病

白蓮達收到一張免費測試骨質疏鬆的宣傳品，便興高采烈的去了，測試的結果是可以預知的：當然有骨質疏鬆。治療的辦法也是可以預知的：買本公司的鈣片長期服用，便可以高枕無憂。

在這種場合都有極為能幹的推銷員，顧客的錢包不出血便很難出門，於是白蓮達只好買了一瓶，價值一千大圓，好像被催眠一樣就付了錢。要知道，推銷員非醫務人員，目的也不是為了您的健康。

骨質疏鬆不等於缺鈣，鈣片並不能補鈣，鈣被人體吸收有其他條件，一：必須有維生素D的參與，沒有它，人體對鈣的吸收還達不到一成，還必須有運動，陽光中含有豐富維生素D，經常在柔和的陽光

焦慮、憤怒、抑鬱等不良情緒，影響到荷爾蒙的分泌，引使鈣代謝不平衡而流失骨質。

底下散步，便能吸收鈣。二：長期吸煙、長期過量飲酒，會影響鈣的吸收。三：患有慢性腸胃病者，鈣的吸收會減少。

肥艾迪對骨質疏鬆有特別的見解。他懷疑，情志病是中老年女性骨質疏鬆的罪魁禍首。所謂「情志」，指的是精神心理狀態。《黃帝內經》反覆論述了不良的精神心理狀態對人體臟器所造成的損傷，認為「怒傷肝」、「喜傷心」、「思傷脾」、「憂悲傷肺」、「恐傷腎」。女性的生理及心理特性，較易受到外界環境的影響，經常出現焦慮、憤怒、抑鬱等不良情緒，影響到荷爾蒙的分泌，引使鈣代謝不平衡而流失骨質。

骨質疏鬆肯定不是吃大量鈣片能改善的，要長期堅持運動，要出汗，適當地曬太陽，飲食多菜少肉。肥艾迪建議白蓮達學氣功，這是一個讓情志健康的好辦法。

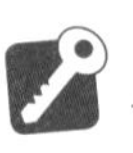

一緊一鬆，反覆做三次，每日做三至五次。簡單到極，但很有效。

降血壓「秘笈」

如果你這正在讀這篇文章，留意一下你放在身上的或桌上的手，看看手指是鬆開還是握拳。

如果你在鬆弛的狀態下還是下意識地握着拳，那麼有可能你的精神經常處於緊張狀態而不自知。我自己就是這樣，這是我老婆發現的。我在吃飯的時候，放在飯桌上的手總是握着拳，老婆要我放鬆，我才意識到。這是近來精神持續緊張的結果。內在的緊張形於外，手指便不知不覺地曲成拳，那麼形於內的血管，自然也不可能鬆弛，久而久之，就有可能引起血壓高。

近日新聞報導，香港六成一的人都有三高：高血壓、高血脂、高膽固醇，這是生活方式造成的。有人歸咎於煙酒以及飲食沒有節制。但不久前，幾位工作壓力很大的女士朋友們也紛紛訴苦，說平日已經很小心飲食，也不煙酒，但仍然先後患上高血壓。可見高血壓與精神狀態有直接關係。

高血壓的食療有很多，也有純物理性的「秘笈」。其中一個是一位美國醫生發明的，原載於美國醫學雜誌《Prevention》。他發明的「秘笈」叫「Isometric Exercise」，這是一系列的靜態運動，其中針對高血壓，有一個十分見效的動作，其動作解剖如下：

放鬆直立，雙手下垂，不要握拳，全身，包括頭、頸、胸、腹、背和四肢，很快地一下子收緊，同時大聲喊「一二三四五六」，數到第六聲，全身再一下子放鬆。就這樣一緊一鬆，反覆做三次，每日做三至五次。

這個動作花的時間很少，也簡單到極，但很有效，我相信這個報導是真的，因為它近似氣功的原理，「太極抱球」這個動作，也是通過一開一合達到擴張血管的效果。

第十章

糖尿有良方

「不要想着吃甚麼秘方就可以把糖尿病斷尾，要特別注意對身體的全面照顧。」

「每天走路三十五分鐘，減低患糖尿病風險百分之八十。」

「糖尿病不可以不理，它會演變成腎病，眼會瞎，有了傷口不癒合。」

「一定要忌口，切記！」

「把青檸雞湯剩下的雞腿、雞翅膀做醉雞，補償食療時的苦酸。」

「喝湯降血糖所需的日子會因人而異。」

治糖尿病秘方

糖尿病成了都市殺手。據說，有個民間偏方治好了一個台灣人，台灣人於是送了一百萬新台幣給一位大陸郎中，買下他的方子，把內容公開濟世。

偏方傳到我手上，為了謹慎，我打長途電話給遠在四川的天師伍啟天。天師聽我報上方中的藥名後，便說這條方有效，是真的。藥方如下：

當歸五錢，川芎五錢，白芍五錢，熟地五錢，苦瓜約十二兩一條，苦瓜要完整一條連子，五樣東西，早上早餐前廿分鐘，用四碗水煎二碗服下，晚上也是在飯前二十分鐘，把早上剩下的藥渣用二碗水煎一碗服下。

四物湯：
當歸、川芎、白芍、熟地各等量。補血養血，活血調經。主治任脈沖脈虛損，並治臍腹疼痛。（原為婦科調經常用藥。但竟可挪用增添作為糖尿病療方，足見中醫藥理千變花博大精深）

天師說，這是中醫藥典中有名的補血名方「四物湯」加上苦瓜做成。台灣人把這處方帶回台灣請教中醫，中醫再在這基礎上加四味藥：淮山、杜仲、正黃耆，蘇黨參各三錢。天師說，這四味藥也加得很好，淮山、杜仲經過現代藥性測試，證實有降糖尿的功效，而正黃耆及蘇黨參則補腎陰。所以，這劑藥，是前面的「四物湯」，加苦瓜，加後面的四味藥而成。這樣，水便要多加半碗了。即早上用四碗半水煎成二碗，晚上藥渣翻煲，用二碗半水煎一碗，每天喝兩次，連喝一個月，一個月後去檢查一下糖尿，看看是否已經好轉。或者最好在醫生指導下服用。

再續「糖尿病秘方」

讀者問，「糖尿病秘方」適合一型還是二型病患？我立即請教天師伍啟天。天師的意見，是兩種都適合。

這個所謂秘方很溫和，屬於半食療半藥療，天師自己從前多病痛，也吃過這個「秘方」，結果很滿意。關鍵的是，不能停了西醫的藥，應該吃的藥還是吃，在吃西藥後兩小時或喝本方劑後兩小時，才吃中或西藥。所以本方劑不可以替代西藥，除非醫生說可以暫停。

天師說，知道有人索性把本方劑當湯，在吃飯的時候隨餐喝掉。這劑湯藥特別適合虛弱型的糖尿病患者，因為方中藥材以補氣血為主。天師也特別關照，不要想着吃甚麼秘方就可以把糖尿病斷尾，要特別注意對身體的全面照顧。不要吃糖尿病患者禁忌的食物，不要過勞，不要晚睡，要控制脾氣，要運動，而且持之以恒。

方中的苦瓜可以切開半邊放入煲中熬藥。蘇黨參即是黨參，黨參帶甜，有讀者擔心糖份是否會加劇糖尿病。按糖成份有不同的組成，有蔗糖、果糖、蔬菜糖，甚至肉食中也有帶甜的，但有些糖不產生熱量，例如黨參及羅漢果便是。羅漢果中含糖甙，它的甜度是蔗糖的三百倍，但蔗糖高熱量，絕對不適合糖尿病及想減肥者，反之羅漢果的糖可以降血糖、降血脂及減肥，可以用來輔助治療糖尿病。不過這又是另外一種吃法，吃這條方不要想另一條方，要有耐性，定期去醫生處檢查。

糖尿

青檸煲雞贏了！

介紹了適合寒性體質糖尿病患者的青檸煲雞食療後，不到幾天，便收到了第一個反應。

肥艾迪一看見我就說：青檸煲雞湯又酸又苦！我摸不着頭腦，肥艾迪為甚麼要吃青檸煲雞湯？原來他也有糖尿病。他平時不能吃米麵，如果吃了糯米或油炸東西，血糖會上到十三、十四，高踞難下。一直以來，他靠吃兩種營養補充品維持血糖，每瓶分別是港幣三百七十元，和美金七十九元！後來已經無效，他只好吃西藥，但西藥會對肝腎有害。他想不吃，再下面的選擇，只有打胰島素。

就在這打還是不打的關口，他開始服食青檸煲雞，這個食療本來是一隻雞煲四隻青檸，是一個星期的量，每天喝湯，吃雞。但他只煲四天的量，湯所以非常酸，他還每天吃半個連皮的青檸。如此勇敢，換來一個驚喜，連吃三天後，他的血糖有了變化。在服用湯劑前，他的血糖在空腹時候是七，飯後兩小時是十到十二，服用湯劑三天後，空腹是五點八，飯後兩小時是七點五，成功減下了血糖，便宜無害的青檸煲雞為寒性體質糖尿病患者立下了功！

糖尿病不可以不理，它會演變成腎病，眼會瞎，有了傷口不癒合。肥艾迪有位長輩好吃，吃得勇也吃的猛，得了糖尿後他不忌口，也不理。發展到鋸了一條腿，他還不理，也不忌口，又鋸了一條腿，還是不理還是不忌口，發展到腎衰竭到壞死，最後變成尿毒症而死。我聽見後，覺得好像看了一部戰爭片，片中的英雄死得好悲壯！

煲「降糖青檸雞」心得

天師伍啟天認為，糖尿病者的身體看來肥壯，其實很虛，青檸煲雞湯對體質虛寒的糖尿病患者來說，青檸起了降糖作用，雞則起了滋補的作用。

肥艾迪對飲食極為講究，雖然青檸煲雞是藥膳，他也盡可能把味道調好。他的感覺是，雞和青檸要分開煲，因為青檸含大量檸檬酸，會抑制雞肉的蛋白質分解，雞湯不容易出味。他是這樣煲「降糖青檸雞湯」的：

雞一隻，開膛洗淨去肥油。把雞腿，雞翼斬下留作他用(可做醉雞，咖喱雞等)。其他雞肉斬塊。放入湯煲加適量水，記得要用冷水煲湯，雞湯才會出味，但雞肉肯定成了無味的湯渣了。所以用雞腿，雞翼做的醉雞或咖喱雞便可以彌補損失。雞湯不能先放調料，包括鹽。水滾後撇掉浮在湯面的白沫，調小火（調至水似滾非滾），煲一個半小時。同時用一小瓦煲放兩大碗水，把切半的四個連皮青檸放入小瓦煲，水滾後調小火，煲一個小時。等雞湯煲好了，把青檸連湯一起倒入雞湯煲內，再一起用中火煲半小時，調味即可。

這是大師做藥膳的方法，我們就只會把所有東西同時往鍋裏扔。但肥艾迪還是加了一句：「此湯只作藥膳，喝時苦過弟弟！」

苦則苦矣，有效，這很重要。青檸是這湯劑的主角，無害，所以體質熱的糖尿病患者也不妨試試，如果怕雞太補，可以用瘦豬肉一塊，一樣放四個青檸，其他細節與煲雞湯一樣。也可以乾脆只用青檸煲水，但千萬不能放糖。肥艾迪每天喝兩碗青檸煲雞湯，三天生效，不再吃藥，他準備每個星期都煲一次。一定要忌口，切記！

史上最正糖尿方

肥艾迪的人生態度：治病的過程也不一定是苦哈哈的。他把做青檸雞湯剩下的雞腿、雞翅膀做醉雞，補償服用這糖尿病食療時的苦酸。

材料：雞腿、翼各一對。葱一棵，生薑兩片，花椒十粒，白糖一茶匙，清麻油，上好的花雕適量(如用其他紹興酒就不夠香甜)；蝦露適量。(上好的泰國蝦露比較容易買到，魚露也可用。但魚露比較腥鹹，份量就要適當減少，如換用魚露就要用兩茶匙白糖)。一般酒家用黃酒加鹽做醉雞，比較寡味。

雞的做法：煮滾水，水的份量以蓋過雞腿、雞翅膀為準，加入葱、生薑和花椒，待水再滾後，把雞放進鍋內。蓋上鍋蓋煮十二至十五分鐘（視雞腿、雞翅膀的大小）。熄火，不要揭蓋焗三十分鐘。把雞腿、雞翅膀撈出攤涼（記得不要把湯水倒掉，配醉雞湯汁時要用），放入有蓋的瓷或玻璃容器內。

醉汁的做法：把攤凍的雞湯用廚紙濾清，加一茶匙白糖，攪化。以二比一的比例，加一份花雕酒，一份蝦露（如用魚露份量適當減少）。比如兩碗雞湯，就加一碗花雕，一碗蝦露，總量以蓋過雞為準。蓋上蓋入雪櫃。隔天晚上取出雞腿、雞翅膀斬件，加幾滴清麻油就成香氣撲鼻美味的醉雞了。用剩的汁，不要浪費倒掉。還可以留在下次用。只要把汁煲滾五分鐘，攤涼加少許花雕就可以入雪櫃保留一個月。如你是食肉怪獸，把半個元蹄洗淨切大件，把煮的時間改成三十分鐘。照以上方法做，就是佐酒絕佳的白切蝦油露元蹄。

我相信這個青檸煲雞湯加醉雞套餐，是史上最正的糖尿病食療方！

服「青檸雞湯」經驗

肥艾迪的青檸雞湯是太太白蓮達負責煲的，她讓我把其中的經驗記錄下來和讀者分享，很感謝她的支持。白蓮達説，青檸雞湯喝到第三天，肥艾迪的血糖才開始下降。

第一個星期服用了一劑，應該服用七天的湯，肥艾迪四天喝完，每天兩碗，服用湯劑的日子裏，三餐飲食照常，把食療當成普通湯水佐膳，一面吃飯，一面喝湯，或者飯後感覺不太飽的時候才喝。這其中還有一個細節，肥艾迪把青檸徹底煲爛，還每天連皮吃掉半個，核吐掉。

第二個星期，白蓮達煲第二劑，中間停了幾天沒有飲，血糖重新升高，肥艾迪又飲湯三天，照舊在第三天，血糖再次下降。有關忌口：

肥艾迪不是一個乖病人，沒有認真地忌口，比如糖尿病人忌吃的澱粉類，他還是照常吃，只是分量少了。肥艾迪自己出自醫家名門，從小受家中氣氛薰陶，明白甚麼樣的飲食結構對治療糖尿病最好。無奈他的一手菜實在做得出神入化，老婆又體貼，要百分之百忌口，實在為難。

肥艾迪說，澱粉中，麵粉做的東西對糖尿病最不好，例如麵條、饅頭、油炸鬼、煎堆等，糯米也極不好。最理想的是將主食改為燕麥，即麥片，但不要用即沖型的，而是需要煮的那種。米飯應當改吃糙米，或者薯仔，在吃薯仔之前，刨去五分之一的皮，放置一天至一天半，讓薯仔的糖份結構起變化，便會適合糖尿病人。不要擔心青檸太酸有害身體。肥艾迪說得對，比起胃酸，青檸的酸根本不算甚麼。但胃病患者要謹慎。喝湯降血糖所需的日子會因人而異，食療不同西藥，天師本來說是2、3個星期。

秋葵治療糖尿病

這裏有一個老番用的糖尿病偏方，應該是起源於印度，古老的印度也有很多偏方。這個偏方超級簡單：秋葵泡水。秋葵在香港的超市和街市都有賣，外文叫「Bhindi」，又叫「Okra」，又叫「Lady Finger」。

方法：新鮮秋葵（不要煮）兩隻，去頭去尾，切片，室溫開水一杯（不要熱水，不要冰水，把沸騰後的水涼至室溫），將秋葵放入開水中泡一個晚上。第二天早晨，濾渣後空腹飲用，兩個星期後血糖開始下降。有服用胰島素好幾年的患者，飲用秋葵水幾個月後就停止了服用胰島素，但仍然堅持飲用秋葵水。這個過程，請在醫生的監督下進行。

秋葵：

秋葵又名黃秋葵、黃蜀葵、羊角豆，產於非洲及亞洲熱帶地區。是營養價值很高的蔬菜，由於富含蛋白質，而又熱量不高，很適合減肥人士食用。但性偏寒涼，脾胃虛寒及容易腹瀉者不宜多吃。

中國已經成為世界上糖尿病第一大國，預防勝於治療。老番有以下的研究結果，原載美國《預防》雜誌：吃肉之前多吃醋拌涼菜；即使超重二十磅，只要減掉體重的百分之五，患糖尿病的風險就會降低百分之七十；每天走路三十五分鐘，減低患糖尿病風險百分之八十；多吃粗纖維（即高纖維）食物；一周吃快餐食物不超過兩次，否則身體對胰島素的敏感度會降低一倍；火腿及香腸一周不可進食超過五次，否則危險增加百分之四十三，罪魁禍首是食物添加劑；少肉多菜；肉桂有防治糖尿病的功效，肉桂粉可以混在咖啡或蜂蜜裏飲用；睡眠不足六小時，糖尿病犯病的風險增加一倍，但超過八小時，危險增加三倍；工作前先進行三次緩慢的深呼吸以減少壓力，長期壓力過大會導致血糖升高。

第十一章

解開牛奶的疑團

「真正的答案最好是自己帶着疑問去追尋。」

「吃素還包括了不喝牛奶。」

「牛奶含有蛋白質，但不幸的是，這些蛋白質和產生胰島素的胰腺細胞完全相同。」

「白菜含蛋白質 1.5克 ，比含蛋白質只有1克的牛奶高50%。」

「食物是藥，不能隨便吃，也不是每一種食物都適合所有人吃」

牛奶的是非

有關牛奶的是非，我在同一天收到兩個內容完全相反的電郵。

一個來自於讀者，提醒我本報的一則報導，大意為：「哈佛大學與荷蘭瓦罕寧恩大學合作，回顧歐洲、美國、澳洲及日本等地共十七個研究，證實每日飲三杯牛奶有助預防心臟病。一項涉及二萬名人士參與的研究，證實多飲牛奶可減低四分一癌症死亡機率。澳洲也有研究指多飲全脂奶或奶製品，與少飲奶類人士比較，心血管死亡的風險大減七成。」

另外一則來自一位相識多年的媒體朋友，大意為：被譽為營養學愛因斯坦的坎貝爾博士，曾經也是動物蛋白質(即肉、蛋和奶)的忠實信徒，在深入中國進行連串調查研究之後，出了一本書「救命飲食」，節錄如下：「攝取最多牛乳和乳製品的國家，骨折率最高，骨骼也最差。

造成第一型糖尿病的最大禍首，可能就是牛奶蛋白質。以肉食為主的美國男性，死於心臟病的比例是以植物為主食的中國男性的十七倍。醫師決定如何進行治療的考量要點，通常是基於金錢，而不是健康。醫師會動手術和開藥，卻不懂營養，因為他們根本沒受過營養學的訓練。沒有任何手術或藥丸可以有效預防或治療任何慢性疾病。每天只要吃下六十克以上的動物蛋白質，你啟動體內致癌因數的機率就會急遽大幅增加，但是只要將動物蛋白質的攝取量減少至二十克以下，就算癌症病灶已啟動，也能予以控制。世人認為最營養，最優質的食物——奶、蛋與肉類，在實驗結果裏卻是史上最強，最有效率的健康殺手！」

在這個資訊發達的年代，真正的答案最好是自己帶着疑問去追尋。

牛奶的可怕

美國營養學博士坎貝爾在一九八一年至一九八七年間，花七年時間在中國調查了二十四個省、六十五個縣、總共六千五百個食物樣品，出了本書《中國健康報告》：肉吃得越少、飲食結構越素的地方，癌症、心臟病、骨質疏鬆、肥胖病及糖尿病的發病率也越低。吃素還包括了不喝牛奶。

中國一位中醫學家潘朝曦，所著的書《「健康聖經」大顛覆》中說，牛奶中含有的激素對人類貽害無窮。

一、性早熟，小女孩五六歲就來月經，小男孩的睾丸都很小，這些現象隨着牛奶在社會上的日益普及變得日益嚴重。在重慶，九零年代初的性早熟個案是每年二十至三十例，到了零七年，已經每年接近兩千例。

二、笨腦。懷孕中的母親以為喝奶對孩子好，所以拼命喝牛奶，日本專家統計，這樣生下來的孩子，或是弱智，或是自閉，或是不說話。對成年人也有影響。美國一位鮑爾曼博士曾經在八零年發表論文《牛奶與思維障礙》，介紹了牛奶對五位精神病人的損害案例。患者多年來，意識紛亂，情感冷漠，記憶衰退，思維偏執，體力下降，易疲勞，但一旦停止飲用牛奶，四人痊癒，一人病情好轉。

三、縮短生命。雖然牛奶中的激素可以令孩子長高微不足道的二至三釐米，細胞卻會提前衰老死亡。

四、激發癌細胞。除此以外，牛奶還容易引發小孩患一型糖尿病。世界上患骨質疏鬆人口比例最高的是美國，而美國人喝牛奶最多。反之，只要多吃蔬菜就不會缺鈣。芝麻含鈣是牛奶的九倍，連豆腐、莧菜等，含鈣都比牛奶高一點五至三倍。

不喝牛奶便等死？

大概七、八年前，有個朋友知道我不喝牛奶，笑說：不喝牛奶便等死去吧！

他是引用當時一個中國醫生說的話，那個醫生提倡國人學習外國人的飲食，把喝牛奶放在第一位。時間過去，這位朋友得了癌症。不敢說他的癌症和每天忠實地喝奶有直接關係，但是美國的坎貝爾博士在他的《中國健康調查報告——膳食與疾病關係的驚人發現》一書上說，牛奶含有蛋白質，但不幸的是，這些蛋白質和產生胰島素的胰腺細胞完全相同。

「免疫系統喪失了識別牛奶蛋白質和胰腺細胞的能力，開始攻擊兩者。在十二到十四歲以下兒童中可以看到，牛奶攝入量越多，I型糖尿病患病率越高。在芬蘭，I型糖尿病的發病率是日本的三十六倍。日本是一個以穀類為主的國家。」一九九四年美國兒科協會強烈建議：如果家族成員糖尿病比較常見的話，那麼這個家庭中出生的嬰兒最好兩年內不要服用任何牛奶。

坎貝爾說：「科學證據令人震驚：動物蛋白，尤其是牛奶蛋白，能顯著增加癌症、心臟病、糖尿病、多發性硬化病、腎結石、骨質疏鬆症、高血壓，白內障和老年癡呆症等。不喝牛奶的民族反而不缺鈣。三十年前中國人很少喝牛奶，特別是農村人口從來不喝牛奶，而缺鈣的情況聞所未聞。八十歲的老農民能挑很重的擔子，腰膀硬朗，骨硬牙堅。喝牛奶或吃肉食，人的體液、血液變酸性，呈鹼性的鈣元素便從骨頭中被釋放出來，以中和酸性，鈣完成使命後，變成廢物從尿道排出來，鈣就這樣流失了。」

喝牛奶不如吃菜

有些素食店裏用大量加工生產出來的假魚假肉，這些東西，完全違背了素食的天然綠色原則。

任何食品加工越深，危害就越嚴重。例如大米、小麥、甘蔗，經過多道工藝加工成精大米、精麪粉、精白糖之後，就對人體健康非常不利了，甚至會致人糖尿病。營養學家雷蒙德·弗郎西斯在《選擇健康》中說：「用生牛奶餵的小牛犢會保持健康，用加熱殺菌過的牛奶餵養的小牛犢通常在八個星期之內就會死掉」。奶品廠商宣稱他們的牛奶經過一千一百道工序。醫學家新穀弘實在《不生病的活法》中指出：「如果用市面上銷售的牛奶代替母牛的乳汁來哺育小牛，那麼小牛四五十天就有可能死掉！」

白菜含蛋白質 1.5克，比含蛋白質只有1克的牛奶高50%。

據書上的資料：「蒙牛純牛奶含蛋白質二點九克，是中國市場上含蛋白質最高的唯一品種。」蒙牛牌其他品種的乳製品含蛋白質一般只有一克，其他品牌的乳製品含量恐怕更低。歷來被人們視為含蛋白質高因而營養高的牛奶，其營養價值竟然低於白菜。白菜含蛋白質一點五克，比含蛋白質只有一克的牛奶高五成的營養，喝牛奶不如吃菜。

我們只知道奶品中有化學品三聚氰胺一種，那是暗的，廠商在包裝上明示的化學物質另外還有二十多種。每天進食化學品，會健康嗎？

如果講營養，講健康飲食，牛奶不如豆漿。把熟芝麻磨粉混在豆漿裏，那麼營養和健康價值更加殊勝，而且適合亞洲人體質。

食物是藥

馬可是我的聯合編劇，三十歲左右的年青人，身體很好。他到我們家來喝下午茶，特意從超市帶來一包爆米做的餅。我以為他特別喜歡米餅，原來不是，他另有原因。

長期以來，他都會莫名其妙的肚子疼，通常在飲食以後，有時候會連扯到大腿根都悶痛。男人大腿根經常痛不是好現象，有可能是前列腺發炎。大腿根就是大腿和身體交接的地方。由於痛症是在飲食後發生，醫生詳細問他的飲食結構。

很多亞洲人不能喝牛奶，喝了就拉肚子，因為比起西方人，亞洲人的身體缺少一種酶。菠蘿和香蕉不會長蟲，是健康食物，但不是每人都能吃菠蘿和香蕉。有的人吃後肚子會脹痛，拉肚子。蜜糖也是好東西，但有人喝了蜜糖就不舒服，要跑廁所。還有葡萄酒，也不是每個人的腸胃都能適應。最離譜的是米。中國人不能吃米，我有個朋友一吃米就休克，要送醫院急救。

醫生為馬可一樣一樣排除，最後鎖定在一樣可疑物上：麥製品，包括麵包、蛋糕、餅乾、麵條、麥片、水餃、饅頭、小籠包、燒餅、意大利麵……因為麥裏有麥麩，有的人身體對麥麩敏感。

馬可於是停吃一切與麥有關的東西，從此肚子不再莫名其妙的痛，大腿根也不再悶痛。這再次證明，食物是藥，不能隨便吃，也不是每一種食物都適合所有人吃。

第十二章

提肛防治老來病

「不要以為肛門與喉嚨隔得遠便沒有關連，它們的肌腱是相連的！」

「提肛法特別適合因為久坐而引起盆底肌肉鬆弛的男女性……」

「縮肛法還可以治療產後小便失禁，尿道與陰道也可有效縮窄。」

吞水提肛法

老和尚看得出來已經有年紀，但身子骨很硬朗。五台山的小路上坡下坡，幾個回合，我們已經累得肺都要嘔出來，老和尚仍然笑咪咪，搖着扇子在前面等我們。

我問老和尚：「老人家高壽有幾？」老和尚擺擺手，笑咪咪地說：「年齡這東西，不要被數字騙了，你想多年輕便多年輕，想多老便多老。」我記得那位一百一十二歲的人瑞許哲也曾經這樣說。「那麼，老人家有甚麼養生妙訣？」我又隨口問。我以為老和尚會說：「也沒有妙訣，無事打坐敲經便是養生。」結果老和尚認真地想了想，說：「不過每天早上喝第一杯水的時候，喝得很慢，一杯水分三十小口，到五十小口，越多越好，每吞一口，提肛一次。」我問：「是怕嗆了吧？」老和尚說：「倒不是，是鍛練喉嚨吞嚥的肌肉。有些老年人會吞嚥困難，每天堅持鍛練，老來便舒服多了。」

原來是這樣！我想起我的老母親，輪椅坐久之後，吞嚥也開始有困難。「為甚麼要吞水的時候同時提肛？」我問。老和尚說：「提肛便是收縮肛門，不要以為肛門與喉嚨隔得遠便沒有關連，它們的肌腱是相連的！」

我注意到下肢逐漸衰弱的人，吞嚥能力也隨之減弱。老和尚說的這個鍛練吞嚥肌肉的秘訣，應該讓多點人知道。

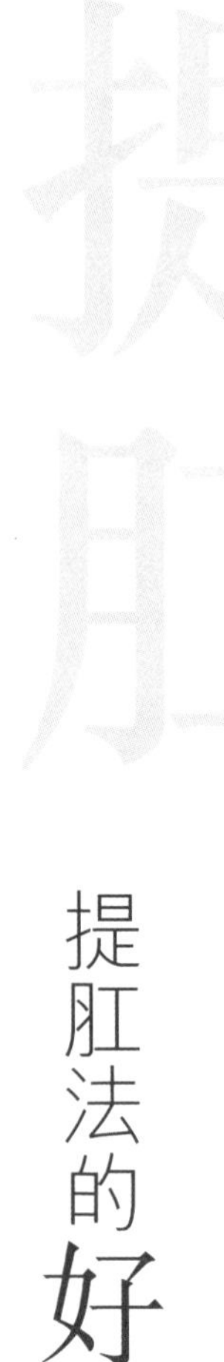

提肛法的好處

老和尚傳給我的吞水提肛法本來只是為了鍛煉喉部肌肉，以防老來有吞嚥的困難。

但有長者練習了這個方法後，卻意外地改善了多年便秘。這個方法是這樣的：每天早上喝第一杯水的時候，慢慢喝，一杯水分三十至五十小口，每吞嚥一次，同時提肛一次。

提肛是我們的老祖宗自古相傳的養生治病法，五十年代，美國醫生凱格爾 Kegel 為了治療婦女產後大小便失禁，於是教她們用提肛法。到了七十年代，他發現這個方法可以幫助女性增加生殖區的血流量，於是石破天驚，提肛法在西方變成了「凱格爾運動」。

一不小心，你會以為老番又發動了一個甚麼社會改革運動。這個看來簡單的「運動」，越做下去，發現的好處越不止一個，而且男女適用。這一點，老番就不知道了。它能鍛煉到膀胱、子宮和大腸，對男性來說則是前列腺。

凱格爾運動先是針對女性的，方法如下：站立，分開雙腿與肩同寬，腳尖向前，雙手交叉置於肩上，雙腿用力夾緊，保持五秒鐘，放鬆，重複動作二十次以上。以下動作男女適用，平躺、步行、乘車或者在辦公室都可以做，方法：平躺時雙膝彎曲，收縮臀部的肌肉，向上提肛，好像忍大小便一般，保持收縮五秒，慢慢放鬆，稍停，再重複，自然呼吸，身體其他部分要放鬆，用手觸摸腹部。如果腹部肌肉緊，則是方法錯了，記得只是收縮肛門和生殖器的肌肉。提肛法特別適合因為久坐而引起盆底肌肉鬆弛的男女性，能治療夜尿、尿頻、小便失禁、痔瘡、便秘。於男性而言，還能治療前列腺炎，與性功能障礙等。

便秘與產後失禁

有很多朋友希望再講一下吞水提肛法。

有讀者問，是吞了水再提肛，還是喝水同時提肛。我再覆述一次：每天起床後喝第一杯水時，分三十次至五十次小口吞下。每吞一次，同時提肛一下。提肛，或叫縮肛，是像忍大便一樣縮一下肛門，要稍用一點力，慢慢做。

有讀者說，這樣做，會像喝了可樂後一樣肚子有氣。這是因為不習慣，又太緊張，把空氣也吞了進去，多練習幾天便可。有一對長者夫婦來信，說練習吞水提肛法，改善了便秘及大便時辛苦的情形。

老人家容易得便秘，即使有便意也排不出來，排時也非常辛苦，這叫直腸性便秘。經常控制便意的人也會得直腸性便秘，可以參考這對長

縮肛法還可以治療產後小便失禁，尿道與陰道也可有效縮窄。

者夫婦的經驗，而且加強「運動」次數。不但起床後做吞水提肛法，長日無事也多做縮肛動作，站或坐都可以做，最好都是一面喝水一面做，大腸中水份充足，大便容易排出。早餐要吃得飽，要多吃粗糧，例如玉米、番薯，要吃銀耳、木耳等。

有個方可幫助排便：山楂六十克，最好是新鮮山楂，核桃仁一百八十克，加水煮，水滾便熄火，水份量隨意，煮好後加蜜糖調味，當茶水喝一天，一面喝一面做提肛法最好，山楂、核桃仁吃掉。忌飲酒、濃茶、辣椒、咖啡。縮肛法還可以治療產後小便失禁，尿道與陰道也可有效縮窄。這是田園師海倫的朋友自身的經驗。

第十三章

性格、情緒與健康

「治療只能幫一半，另一半掌握在患者自己手中。」

「在睡眠的狀態下，皮膚的表面泛有一層氣，這層氣叫能量……」

「在這個世界上，連自己都對自己不好，還會有誰對自己好？」

「有甚麼奇效，就要練習者自己去體會了。」

要活命，只能改變性格

很多病，包括癌症，都是從性格開始滋生，這是東子師傅積累無數臨床經驗以後的結論。

典型的例子中，一位是他的姐夫，一位是我身邊的朋友，暫時叫她瑪莉。東子的姐夫性格暴烈，每天都在打人、罵人中度過，家人朋友對他畏如猛獸。一日，他被醫院驗出患了腸癌，只剩下兩個月的命，並且放棄治療。平時兇蠻的這個姐夫，到了這一刻還能打誰罵誰？就在等死的時候，東子勸他：「要活命，只能改變性格。一次脾氣也不能發。」

同時，東子也為他做經脈治療。他的姐夫這時候等於被槍指住腦門，性命相逼之下頓時悟了，果然改變了性格。所謂改變性格，是對待事物的態度產生了變化。東子師傅說：「思想的境界提高了，內臟也在起變化，受用的還是自己。」如今過了兩年，東子的姐夫還活得好好的，而且由於兩年來一次脾氣也不再發，他不但救活了自己，也挽救了本來快要崩潰的婚姻與家庭。

瑪莉得了乳癌，東子師傅給她說一樣的話：「治療只能幫一半，另一半掌握在患者自己手中。」瑪莉性格執着，她要學的功課是放下。但瑪莉不如東子的姐夫悟的快，她的習氣把她的性格來回牽扯，新的自己與舊的自己反覆掙扎。半年過去，終於還是有了跨越，而她的病情也明顯開始好轉。性格柔軟了，連經絡也隨之柔軟，她從前不能盤腿坐，如今突然發現可以雙盤。以上兩個病例不是神蹟，而是病人參與挽救自己的成功事例。

東子師傅教睡覺

東子師傅從治理病人中，總結出一條重要的防病治病方法：睡覺要關窗，不但窗要關，房門也要關，風扇，冷氣都不能開。

東子說，他的病人有中風的，有風濕性心臟病的，腳腫的，半夜盜汗令衣服枕頭都濕透的，皮膚病全身發癢的，等等，都是因為陽虛。

人在睡眠的時候，主思維的腦細胞關閉，主生養的腦細胞啟動，人的呼吸放緩放長，啟動了全身的植物神經，開始與大自然交流能量。這時，有點像在胎中的嬰兒，自己沒有一點意識，全部交付給大自然。大自然能生我，大自然便能養我。睡眠之所以重要，因為大自然只能等我們睡着了，才能替我們維修。

在睡眠的狀態下，皮膚的表面泛有一層氣，這層氣叫能量，正是它與大自然的能量交流。老祖先把這層氣叫陽氣，說有了這層陽氣，甚至鬼魅不侵。做氣功、靜坐、打太極、也有同樣的功能。這層不怕鬼的陽氣卻怕風怕寒，所以，在做氣功、靜坐、打太極的時候，也一樣怕風怕寒。有了風寒，人就生病。感冒、筋骨痛還算小事，日子長了，以上說的毛病都來了。皮膚病首先是肺經有病，因為肺主皮，中醫的肺不同西醫的肺。中醫說，情緒不好，心情緊張，會傷肺；晚睡會引起肺熱，肺熱的人喜歡吹冷氣，於是又容易招來皮膚病。東子師傅說，晚睡、宵夜都容易招病，夜晚連水果也不應該吃。

唱歌跳舞唱K開P

有位朋友患了嚴重濕疹，東子師傅為她檢查，發現她五臟六腑很強，唯獨心胸的氣脈又濕又熱。

東子師傅說，這與憂鬱症一樣，都屬於情志病。簡單的說，是看不開，應了從前的老電影中，男主角只要是失意書生必有肺癆，那是因為情志鬱結必傷肺。

為甚麼大家都傷肺，我這位朋友搞得一身濕疹，別的人卻未必有？東子說，每人的臟器強弱不一情緒也各異，我這位朋友因為嗔恨心特別重，她的內臟又強，於是一股濕毒之氣便從肺經出，肺經主皮毛，所以皮膚便患濕疹。有的情緒病是唉聲嘆氣那一種，遇到臟腑弱，便會傷肝或者脾胃、大腸等。

憂鬱症忌吃辣。辣入肺經，晚上更睡不着。憂鬱症最重要早眠，只要能睡得好，症狀便會減輕甚至消失。但患此症又偏偏睡眠質素甚差，有的便吃安眠藥，但安眠藥又會反過來對腦神經產生刺激，所以最好不吃。

東子師傅説，憂鬱症他也患過，患時十分兇險，連起床的力氣也沒有。當時他遭遇了嚴重的生活打擊，以至經濟、家庭、工作，人在社會上賴以生存的一切都即將化為泡影，還要遭誤會他的勢力人士趕盡殺盡。所以他要我向大家説，不要怕這個病，這個不是病，只要努力調整心態，一定可以重新走入光明。強迫自己去運動去找朋友，去唱歌跳舞唱K開P，有條件的去周圍旅行。在這個世界上，連自己都對自己不好，還會有誰對自己好？

情緒

道家補陽法

有位大學生急着找東子師傅，説有不知名毛病困擾。東子師傅了解後，知道是男性病。

這位年輕人十五、六歲時忙於自娛，忘了節制，加上長期日夜顛倒，鬧了個精液守不住的毛病。不但晚上如此，就連白天也管不住。東子師傅敦促他，首先一定要改變日夜顛倒的習慣，否則吃甚麼藥，做甚麼治療，都沒有用。大學生不知道聽進去沒有，總之一段時間以後，他仍然在過晨昏顛倒的生活，毛病自然也不會好。東子師傅教他幾個自己練習的方法，我認為很有推廣價值，因為不但可以治病，還可以強身。這是套針對男性的功法。

有甚麼奇效，就要練習者自己去體會了。

第一個方法：小便分幾次完成，即練習收放，放一段即收，再放，再收，如此重複，直至便盡。

第二個方法：採取任何姿勢，「縮陰提肛」十五次，即像忍大小便一樣，一收一放算一次，收的時候要加以意念，想像縮進了丹田，「到位」後，稍微停一停，再慢慢放鬆，鬆的時候，想像全身化進一片光裏，稍停，重複第二次。這叫「五行提氣養神法」，甚麼時候都可以閉上眼睛做，最好的時段是早上半睡半醒的時候，及晚上臨睡着之前。前者培養陽氣上升，後者有助安眠。

這個是道家養身功，道家秉承了中國人説話的含蓄，例如練這種功所得的好處，他只會用三個字形容：有奇效。有甚麼奇效，就要練習者自己去體會了。東子師傅強調，除非是為了治病，這個功法不適合年輕人。否則，又會「忙出個病來」。

第十四章

溫馨的提示

「爹爹，感謝您的教誨！」

「身體得了病，要用比得病的時間更長的過程才能慢慢恢復。」

「這東西補腎、黑髮，醋和橄欖油消減膽固醇。」

「魚，羊，鮮！」

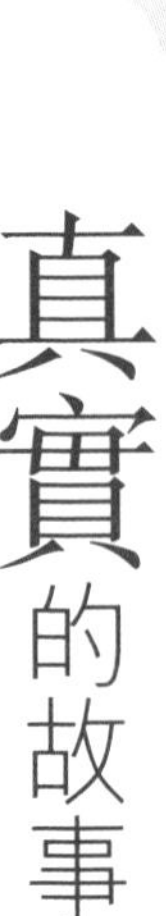

真實的故事

食神肥艾迪超重六十磅，不禁擔心自己的健康。他的父親生前是位上海名醫。以下是肥艾迪的自敘。

也是在嚴冬，父親在客廳的火爐前不斷為金魚缸加煤。六十年代初的煤是金貴的配給品，只有幹部和高級知識份子可以享用。小時候事事都好奇的我當然免不了一大堆問題：人家的魚缸裏養金魚，為何我們的幾個魚缸只見混濁綠色的水？人家的金魚缸放着不移動，而我們的水缸一天要搬動幾次？

父親說：「我養的是小球藻。生火爐加溫因為小球藻在低溫下難於生殖，搬動它是讓它多曬太陽。」父親臉上難得一現的得意如今還在眼前。那年代正值三年饑荒，民眾因蛋白質攝取不足而病倒的比比皆是。

父親以前在維也納大學醫學院留學，正遇第二次世界大戰，長年的戰事中，食物欠缺是當局急於解決的要事。學院研究人造營養品，我父親也是參與者：樹木煉糖，小球藻代蛋白質，人造牛肉茶等等都是研究課題……在他的堅持與執着下，人造營養品真的在我家誕生了！孩子們是當然的受益者，我們的麵食裏加了過濾乾燥過的小球藻，政府還額外獎勵了糖票、油票和糧票……

「為薩儂坲砌小球藻，對身體交關好！」（為甚麼你不吃小球藻，對身體非常好！）前晚在夢中，竟然出現先父的教誨。我醒來後花了一上午搜索資料，原來小球藻是絕佳保健品，對於我自身擔心的血糖、血脂、血黏度問題，以及其他如調節免疫功能，抗疲勞，改善心、肺功能，抗腫瘤，抗氧化……都有不同程度的幫助。

先父曾經答應我，如果他仙遊後會想盡一切方法和我溝通，讓我知道他的存在。前晚是他老人家來託夢了。我含着淚大聲的說：「爹爹，感謝您的教誨！」

酸性體質好比餿食物

酸性體質容易得病。

這個道理，就好比食物，食物變酸，就是壞了。變酸的食物不久便發臭，一塊酸臭的肉，不久之後便開始長蛆蟲。連一般的水，如果不流動，也變成死水會發臭。

多口輝去年發現身上皮膚有白蝕。醫生說，白蝕是免疫系統出了毛病，換句話說，多口輝的身體已經酸過鹹酸菜。免疫系統好比維護治安的軍警，當都市中賊多過兵的時候，防衛系統不出毛病才怪。多口輝煙不離口，從不運動，難為他從前是游水健將，當差的時候還做過穿山甲，體力好得不得了。

退休後，從前的訓練成了現在不運動的倚仗，一來仗着身體有本錢，二來多了狡辯的理由。占士約他去行山，他說行山前必須準備好急救設備，否則不應該去野外——陰功，占士只是約他去太平山頂行一個圈！多口輝還習慣每晚兩、三點後才上床，從不愛吃水果蔬菜，不時還愛搞搞焦慮，罵罵老婆。最後一根稻草，是吃了已經長出芽的薯仔，就這樣，健康成了昨日的記憶……

這是典型身體變酸、然後得病的過程。身體得了病，要用比得病的時間更長的過程才能慢慢恢復。他昨天打電話來，說開始製造肥艾迪推薦的靈芝湯。靈芝湯有改善免疫系統的功能。靈芝有多種顏色，肥艾迪說，理論上，不同顏色的靈芝針對不同內臟，但實際上，分別不會太大。

補腎黑髮芝麻飯

古書上說，芝麻是神仙吃的，但是芝麻必須熟吃。

傳說，道人葛洪有兩句歌謠，歌云：「世人皆說芝麻好，可惜凡人生吃了。」芝麻的皮很硬，咀嚼不能將芝麻嚼爛，腸胃不容易吸收，所以從前道人把芝麻「九蒸九曬」，那是蒸九次，讓蒸汽把芝麻的皮肉蒸鬆，再曬九次，皮都曬掉了，再把吸滿了太陽精華的芝麻磨成粉，之後搓成小丸，每天用官酒送兩小丸下肚。注明是官酒，不是山寨酒，可見其鄭重。

現代人沒有耐心，用速成法取巧：把芝麻在鍋中乾炒，炒至芝麻香味溢出，便是熟了，把熟芝麻用攪拌機打成粉，存放在密封容器內，置雪櫃。每天早餐時很豪氣地勺一滿湯匙芝麻粉，攪拌進一碗飯中，再加壽司醋、初榨橄欖油，好吃得耳朵都動。這東西補腎、黑髮，醋和橄欖油消減膽固醇。

肥艾迪還教了我一個生吃洋葱的方法。洋葱是防治感冒和補鈣聖品。切碎一個洋葱，去超市買一塊Feta Cheese，也切碎，與洋葱混合。加入橄欖油、壽司醋，或者紅酒醋、其他水果醋，攪拌均勻即可送飯。全脂奶製品在早餐時吃，可以帶走體內的脂肪，這是BBC健康欄目中試驗的結果。如果有鼻敏感，可以用生京葱的葱白切碎，混在飯裏吃一個冬天，看看有沒有改進。以上的吃法，還可以加一個去皮熟番茄混在飯裏，還可以加一個水煮連殼蛋。早餐怎麼吃都不會胖，這樣大吃一頓，到了晚餐，只吃些小米粥或者糙米粥，體重很快就可以減下來，身體也會更健康。

提示

秋冬補腎禦寒湯

接到很多來信，問大蒜與蒜頭是不是一樣的？

我去請教肥艾迪，原來，大蒜與蒜頭果然不一樣。在怪物飯和濕疹療方中用的是蒜頭。蒜頭是蒜的根，大蒜，正確來説，叫大蒜葉，是蒜頭上長的葉。但蒜頭長成後，蒜葉就會枯死，市場上賣的大蒜葉像葱但不是葱。葱葉呈圓柱狀，是中空的，切開後像吸管那樣，蒜葉卻是扁的，也不空心。

大蒜葉的根是沒有長成的蒜頭，略呈扁圓狀，比葱的根更加飽滿結實。葱就是那種上青下白的葱，大葱也叫「京葱」，也是上青下白，但比葱粗長。獨子蒜自成一粒，但獨子蒜和蒜頭兩者的味道不同，獨子蒜的洋葱味多過蒜味，兩者的藥用效果也不同。

洋葱大概不會有人搞錯了。還有一種香葱頭，又叫紅葱頭，外形像是迷你洋葱，不似洋葱辛辣，但香味更甚。把紅葱頭切小，用油小火煸乾，就可用於菜餚和拌麪，提升香味。

肥艾迪教了一道秋冬補腎禦寒湯：準備一條大鯽魚，洗乾淨，腹內的黑膜要全部去掉，選擇一斤羊腩或羊腿肉，薑一大塊、大蒜葉四、五條、白胡椒粉。用兩片薑爆香，羊肉放入油中略炒，加入約八至十湯碗水，水滾後轉小火燜一個半小時。另備鍋，兩片薑爆香，用慢火將魚煎至兩面金黃。然後，將煲了一個半小時的羊肉湯轉大火，把剩餘的薑拍鬆後放入羊肉湯中。把煎魚鍋中剩餘的油倒掉，開大火，馬上把半鍋沸騰的羊肉湯，一勺一勺加入魚鍋中。約一兩分鐘後，魚湯變成奶白色即大功告成。最後把羊肉和魚肉混合，開大火，去沫，加入白胡椒、鹽、少量糖(約小半茶匙)調味，加入約一湯匙紹興酒，再加入切細的大蒜葉，起鍋。魚，羊，鮮！

第十五章

與古人有同感

「如果蘇東坡與我生於共世，一定玩得很好……」

「平日不維修，病便找上頭來了。」

「……舌底生津，這樣人便『活』了，『活』字便是舌上有水。」

東坡薑乳飯丸

我曾經戲說，如果蘇東坡與我生於共世，一定玩得很好，因為興趣多相同。

與一個歷史人物的興趣有相同之處，這是個很浪漫的概念。就順着這條偶然發現的林蔭幽徑繼續信步而行，往下新的發現，令我幾乎跌一個踉蹌：老蘇不但與我一樣喜歡搞搞養生，還喜歡收集藥方。

更奇者，我自創了生薑生蒜怪物飯，他卻發明了延年益壽薑乳丸！但比起怪物飯的原始粗糙，老蘇的薑乳丸顯得更精緻。他是這樣介紹的：取生薑汁貯於器皿中，去掉上面的清黃液，將沉積在下面的白而濃的部份陰乾為「薑乳」。

薑乳怎樣吃？老蘇說：用薑乳蒸餅，或者搓到米飯裏。老蘇也是把薑與飯混在一起吃，奇哉！但老蘇不愧也是一位美食養生家，他把薑乳飯搓成「梧桐子樣丸」，每天用白酒或米湯送服十粒。梧桐子有多大？從一顆胡椒粒到一隻蛋黃大，在中醫藥論壇中，這個問題好像沒有甚麼定論。但如果我是老蘇，斷不可能把十粒蛋黃大的丸子一口吞下。從常理推斷，像黃豆大小差不多了。中醫說，冬吃蘿蔔夏吃薑，因為薑性熱，而冬天容易使人胃熱，像老蘇這樣吃薑乳飯丸，則一年四季也適宜。

我也搞清楚老蘇的酒量了，他說，「予飲酒終日，不過五合」，十合為一升，即半瓶酒。從前的酒度數不高，大約與現在廣東米酒差不多，這酒量對我而言，又是一個巧合！

東坡自我維修法

蘇東坡對養生既有鑽研又有實踐，他甚至自信到給皇帝上書推薦自己的養生之道。

在「上皇帝書」中，他建議皇帝要「慎起居、節飲食，導引關節」，即要多運動，「吐故納新」，即用呼吸吐納法養內臟，實在不得已才用藥。

在「東坡養生集」中，他這樣記載：「東坡黎明即起，盤腿而坐，先叩齒數十下」，即合攏嘴唇，上下牙互叩，要叩出聲，「隨後吐故納新，待氣滿腹，再徐徐吐出。」這個腹式呼吸法要稍為練習，吸時用鼻，想像自己小腹處是個氣袋。這個氣袋有吸力，把鼻中吸進來的氣又扯進了袋中，呼的時候嘴微微張開一條細縫，隨着氣徐徐呼出，整個身體也

「化」了，好像一滴墨化進了一湖泛着金光的水裏，一點痕跡也不留下。吸與呼時都不要發出聲音，一呼一吸中間稍為停一停。

這樣吐納幾次之後，「然後按摩湧泉穴、眼面及耳項，直至發熱」。湧泉在腳心靠上的部份，用拇指摩擦。左右腳輪流擦熱了，便將兩手心互擦至發熱，捂在雙眼皮上，然後擦面。面擦熱了，擦雙耳。待雙耳也擦熱了，便擦後頸。「最後梳髮百餘次」，用手指當梳梳髮。既梳，又按摩頭皮。他說：「此法甚效，初不甚覺，但積累百餘日，功用不可量，勝之服藥百倍」。連做百多天之後，治病功效好過吃藥！

吐納法與自我按摩、拍打法是上天把我們做出來後，教我們自己保養維修的「贈品」。可惜我們都不重視，既然平日不維修，病便找上頭來了。

盤坐與趺跏

「東坡自我維修法」中，還有幾個動作。

在梳髮之前，摩擦後頸之後，「摩擦臍下」，用左手或右手掌心摩擦臍下小腹至發熱。然後「腰脊間」，即雙手掌心在身後腰背間上下摩擦至發熱。「最後按捏鼻數次」，好像做眼睛操一樣，用雙手食指及中指擠壓鼻兩邊的神經，然後梳髮百餘次結束。

這是東坡起床後，盤坐在床上做的。盤坐毋須好像菩薩坐禪一樣趺跏而坐。趺跏很難，有的人天生便懂，我怎麼也學不會。我靜坐時隨便兩腿一盤便是，在屁股下墊一個枕頭更舒服。我有一位好朋友出家了，他開始時也無法趺跏坐，時間一長又痠又麻又痛，如酷刑一樣。但這位朋友心很虔誠，而且意志力超強，他在寺後挖一個洞，他在洞

佛教中人趺跏而坐時，依照腿部不同姿態可分五種盤坐形式。分別為全趺伽坐（雙盤）、半趺伽坐（單盤）、平趺伽坐（平盤）、改良式趺坐（由單盤改良而成）及如意坐（不受形式約束就地盤坐）。作者在此文中所指應是其中難度最高的全趺伽坐（雙盤）。

裏趺跏坐好後，請師兄弟把土重新填上，把他的下肢完全埋壓在土裏，讓土的重量壓鬆他的腿關節，當腿越來越痛，身體不停叫救命的時候，他讓自己的意念保持清醒，完全不向身體的慾望投降。

我們常說「苦行」，但不知其意，這便是苦行的一斑。但他的出發點很單純：「出家人不會趺跏而坐，說不過去。」後來他不但會趺跏，還把自己關在禪房裏，一坐坐了幾年。他現在已經出家二十年，成為禪宗的一位掌門人，但生活依然清貧，從來沒有聽過他為自己籌錢蓋寺廟。

攪舌養生法

人有很多自我治療的方法，有一個攪舌法，與東坡養生法不謀而合。

教我攪舌法的是一位內家拳高手，後來也出了家。她在年輕時被嚴重燒傷，全身被綳帶包緊，躺在床上連手指也沒法動，唯一可以動的是舌頭，她便每日攪動舌頭千百下。她住在鄉下地方，缺醫少藥，就靠這個方法救了自己一命。

攪動舌頭的時候，帶動身體中的液體循環，促進新陳代謝，使舌底生津，這樣人便「活」了。「活」字便是舌上有水。攪舌法，是上下牙輕輕扣攏，舌頭在嘴裏上下左右地攪，先從左邊開始攪，再以右邊開始攪，反反覆覆地做，時間不限，次數不限，等車看電視都可以。每天這樣做，首先得益的是脾、胃、腸等消化系統，繼而滋潤心肺。

東坡的養生靜坐法，是除了他每天起床做的吐納按摩法之外，平日作息間做的自我放鬆法：鬆弛地坐在椅子上，不要靠，背要挺，腰要鬆，雙手分放在兩膝上，頭頸正直，下巴微收，眼半閉，先深深一吸到小腹，徐徐吐出濁氣，隨後自然呼吸，意守小腹丹田。呼吸的同時，用舌頭在嘴裏上下左右攪幾次，重複十多次之後，把口中津咽徐徐吞下，然後叩齒三十次。之後，舌抵上齶，靜靜地數呼或吸的次數，從一數到十，再從十數到百，數時要專心，計清數目，坐得時間越長越好。東坡說：「無事此靜坐，一日是二日，若活七十年，便是百四十」。就是說，常練這個方法，可以整日都精神抖擻，腦中不會缺氧，四肢也有力，你一日擁有的能量等於人家的兩天。

第十六章

濕疹

「……我吃了一個月，手就好了四分三……」

「我推薦以下的做法：當歸、紫草、金銀花、青黛各三錢，黑胡麻油一百一十克，蜂蠟(蜜蠟)七克。……」

「臉上長暗瘡？蒲公英50至100克。……每日洗臉2次。」

濕疹的食療

濕疹有食療嗎？

有一位郭小姐來信這樣說：「二十五年前，我經營美容院，手接觸了太多的美容品及熱水，結果得了濕疹。看了無數醫生，個個都是給盒白藥膏，一些藥，連甚麼病都說不出。後來去政府勞工皮膚診所才得知是慢性濕疹，但沒法醫好，浸過『濕疹清』，好了幾天又復發，發展到皮很厚，一直裂開又痛，後來吃了你介紹的怪物飯，我吃了一個月，手就好了四分三……至今好了的位置完全沒有復發，還沒好的地方也沒有加重……」

謝謝郭小姐為大家分享經驗。怪物飯主要是生蒜與生薑，大蒜可以安定精神、緩解壓力做成的緊張，可使皮膚氣血循環好，而使肌膚紅潤。用大蒜汁加適量水調稀，可以治皮膚病。但直接吃生大蒜頗辣，而且口氣大。有一條食療方味道很好，療效也大。我自己也試過，連吃兩個星期後，手指上及腳上的黃水泡消失，連帶厚皮也消失。食療方如下：

花生連衣、紅棗、核桃仁、生薏米、赤小豆各四十克，大蒜三十克，放適量水當湯煮，每天喝兩、三次，連湯渣吃掉。用高壓鍋煮大概二十至三十分鐘，把花生與豆煮軟為重要。冬天了，薑要少吃，「冬吃蘿蔔夏吃薑，不找醫生開藥方」，這是孔子的家鄉流傳的養生方法。冬天的時間胃熱，夏天的時間胃寒，所以怪物飯要去掉薑。

治療濕疹「紫雲膏」

治療濕疹的驗方原來自古已有，明代醫典「外科正宗」上記載，這個驗方叫「紫雲膏」，網上有關「紫雲膏」的做法非常多，都是在古方上做變化。到了清朝，皇宮中的太醫又在原方上加了一些藥。

經過比較及綜合，我推薦以下的做法：當歸、紫草、金銀花、青黛各三錢，黑胡麻油一百一十克，蜂蠟（蜜蠟）七克。將當歸、紫草、金銀花、青黛剪成細絲，用胡麻油冷浸一星期，放入不銹鋼鍋，大火煮滾，即轉小火熬油五分鐘，要不停攪拌。熄火，讓油自然冷卻後，把藥渣隔掉，再小火將油加熱，加入蜂蠟攪拌至溶解，熄火，冷卻後便成紫雲膏。

胡麻油：
港人習稱亞麻子油，內含豐富Omega-3脂肪酸及木酚素，可助抗癌及預防心臟病。

在冷卻的過程中把成品裝在小盒或小罐裏，過了十分鐘至一小時，成品便化成膏狀。紫紅色很漂亮，很有滿足感。這個藥膏有一個缺點，就是中藥味道很重，如果對薄荷不過敏，可以試試把薄荷膏混在紫雲膏裏一起用，薄荷的清香可以沖淡一點中藥味，涼涼的對皮膚也舒服。在外洗方面，我推薦金銀花加白菊花，李時珍在本草綱目中說：「金銀花能治一切風濕氣及清腫毒、疥癬、楊梅諸惡瘡。」把一撮金銀花和白菊花放在水裏，水滾便可。

紫雲膏中最重要的兩味藥是當歸與紫草，黑胡麻油不是黑芝麻油，胡麻油是flaxseed oil，一般香港超級市場不易買到，可以試試city'super。網上大部份都誤會是芝麻油，錯了。紫草和蜂蠟在賣做肥皂原料的店裏有，可以上網找一下。

頭瘡、濕疹、暗瘡

黃連是種中藥，很苦，「苦過黃連」是句俗語，所以很多人都聽過它的名字。

黃連可以瀉火、解濕熱、解毒、殺蟲。除此以外，它還有一個很重要的功效：抗真菌。我問天師伍啟天怎樣治頭瘡？天師便把這個自然療法告訴了我。我以為很少人有頭瘡。但天師説，頭瘡患者其實不少，而這個方的療效相當不錯。

黃連十克，一碗半水煮成大半碗，可以分多次使用，洗時用藥水按摩患處，每次洗兩至三分鐘。這劑黃連水對治療濕疹也有效，但黃連水擦到皮膚上，皮膚會看起來黃黃的，好像是患了大病，所以如果要擦在臉上，只好在晚上睡覺前，等第二天起床再把黃連洗掉。

蒲公英：

性味甘平，能化熱毒，解食毒，消腫核。清熱、解毒、散結、消腫、抗菌。用之得當更能治療急性乳房炎、闌尾炎、黃疸型肝炎、痛毒、結膜炎。

臉上長暗瘡有甚麼自然療法？天師介紹：用蒲公英五十克至一百克，五至六碗水煮成兩至三碗，是一日用量，每日洗臉兩次，洗時用藥水按摩患處，每次洗兩至三分鐘。蒲公英煲水還可以改善濕疹和皮膚炎。蒲公英內服可以治療很多炎症，而且對乳房腫瘤有療效，不過一定要有醫生處方。

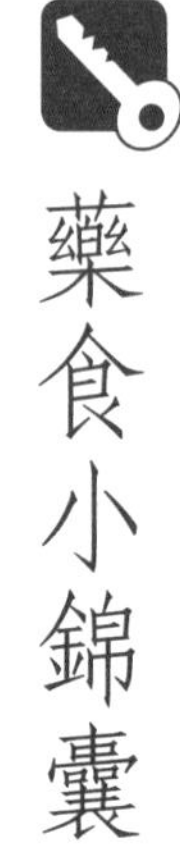

藥食小錦囊

三劃

土鱉蟲：土鱉蟲原名䗪蟲，始載於《本經》。具有破堅逐瘀，療傷止痛的功效。主治閃腰挫傷。

川芎：味辛性溫。功能活血散瘀、行氣開鬱、散風止痛。為理血之要藥，是治療痛症和婦科病的常用品。

川牛七：味苦、酸，性平。功能補肝腎強筋骨、逐瘀通經、引血下行、利尿通淋。

川杜仲：味甘微辛，性溫。功能補肝腎、強筋骨、安胎。

四劃

丹參：味苦，性微寒。功能活血調經、袪瘀止痛、涼血消癰、清心安神。

五味子：皮肉甘酸核仁苦辛，都有鹹味，但以酸為主，性溫。功能斂肺、滋腎，益氣生津、養心斂汗、澀精止瀉。

木瓜：木瓜味酸澀，性溫。功能舒筋活絡、和胃化溫。常用於治療濕痹拘攣、腰膝關節疼痛、吐瀉反筋、腳氣水腫等病症。

水蛭：活水蛭可用以醫治閉塞病症，香港瑪麗醫院亦有活水蛭備用候命。曬乾後入藥，具有活血去瘀功效，專治血栓塞、瘀血積聚引致腫痛的病人。

四劃

牛七：原名牛膝；以形似牛膝命名。味苦、酸，性平。功能補肝腎強筋骨、逐瘀通經、引血下行、利尿通淋。

五劃

四物湯：當歸、川芎、白芍、熟地各等量。補血養血，活血調經。主治任脈沖脈虛損，並治臍腹疼痛。原為婦科調經常用藥。

正黃耆：味甘，性微溫。功能生肌、利水、消腫。無汗發汗、有汗止汗。可以強健脾胃、補中益氣，更可增強免疫力。唯忌與防風、龜甲、白蘚皮同用。

玄胡索：延胡索又名元胡、延索，味辛、苦，性溫。功能行血、通小便、除風痺，為醫家治血利氣第一選擇。可治氣凝血結、上下內外諸種痛症、月經不調、產後血暈、折傷積血、急性疝氣等等。

甘草：味甘無毒。生用瀉火，炙用補中。能解百藥毒，通行十二經。故有萬用藥引之號。生用可補脾胃不足而瀉心火，炙用則補三焦元氣而散表寒。與遠志最不合拍。

甘枸杞：味甘，性平。功能補腎益精、養肝明目。

五劃

生薑：味辛性溫。含揮發油、薑辣素、天門冬素、谷氨酸、澱粉、蛋白質、維生素及植物殺菌素，能使血管擴張、血液流動加速；能排除體內病菌毒素，促使消化液分泌，防止膽固醇的蓄。發汗解表、溫中散寒、止嘔化痰、健胃消食、利水消腫。用於傷風感冒腹痛、腹瀉、惡心嘔吐、咳逆痰飲、胃納不佳等。

生白芍：又名白芍藥、金芍藥。味苦、酸，性微寒。功能養血、緩急止痛、斂陰平肝。具有虛寒體質，或患腹痛洩瀉、胃冷等症者不宜服用。

白芍：味苦、酸，性微寒。歸肝、脾。功能養血和營、緩急止痛、斂陰平肝。

白芷：味辛，性溫。歸肺、脾、胃經。功能祛風除濕通竅止痛、消腫排膿。

白伏苓：味甘、淡，性平。歸心、肺、脾、腎經。功能利水滲濕、健脾和中、寧心安神。

白背黑木耳：黑木耳味甘，益胃潤燥清肺止血。可用於高血壓、崩中漏下、血痢便秘及肺咳嗽等症。孕婦不宜服用。我國大部分地區都有栽培或野生藥源。白背黑木耳屬栽培品種。

七劃

杜仲：味甘微辛，性平無毒。能潤肝燥補肝虛，兼補腎。主治腰膝酸痛，陰下濕癢，小便餘瀝。忌與黨參配伍。

辛夷：味辛，性溫。功能散風寒、通鼻竅，為治療鼻病之要藥。

防風：味甘溫；無毒。與當歸同用可治療子宮虛冷。並可緩解附子(及草烏)毒性。

八劃

制川烏：味辛苦，性熱。有大毒。生於山地草坡或灌叢中。分佈生長於長江流域，主要產地在四川、陝西區內的山地草坡或灌叢中。能祛風，除濕，散寒，止痛。治風寒痹，肢體關節冷痛，麻木癱瘓痛。其旁生子根為另一常用藥附子，味甘性熱同樣有大毒，但藥性與川烏不盡相同。因有通經作用，故孕婦不適用。

制草烏：原名北烏頭，分佈生長於中國東北及河北地區。味辛苦，性熱。有大毒。功能祛風除濕，散寒止痛。

法半夏：味辛，性溫。有毒。功能去濕化痰，降逆止嘔散結消腫。

炒白朮：味苦、微甘，性微溫。功能補氣健脾，燥濕利水，止汗安胎。

八劃

炒黃芩：味苦性寒。功能清熱燥濕、瀉火解毒、止血、安胎。

青黛：性味鹹寒，功能瀉肝，散五臟鬱火，解中下焦蓄蘊風熱。陰虛火炎者忌用。

九劃

威靈仙：味辛鹹，性溫。功能祛風、通經絡、止痹痛、消骨鯁。

穿心蓮：味苦，性寒。功能清熱解毒、涼血消腫。

紅棗：味甘甜，性平。能補中益氣、養脾胃、潤心肺，調和各藥材藥性。富含維生素，具抗菌效果。

胡麻油：港人習稱亞麻子油，內含豐富Omega-3脂肪酸及木酚素，可助抗癌及預防心臟病。

苦瓜：味苦、甘。有消炎退熱、解勞乏、清心明目的功效。對癌細胞有較強的殺傷力。

枳殼：味苦、酸，性微寒。原名枳實又名枳殼，但細分又略有不同。枳實力猛，枳殼力較緩，是兩者相異之處，其餘性味功能皆同。兩者皆能破氣，消痞脹消，息痛刺。能治胸腹痞脹痛、食積、濕熱積滯、泄瀉下痢、子宮下垂、胃下垂。但孕婦及氣虛患者不宜服用。

十劃

桔梗：味苦辛，性微溫。功能宣肺、化痰止咳、利咽消腫、排膿。

桑寄生：味苦、甘，性平。功能補肝腎、強骨、祛風濕、通經絡、養血安胎。

十一劃

淮山：山藥又名薯蕷、淮山，因河南淮河流域一帶所產之山藥最佳，故醫界一般稱之為「淮山」。味甘，性溫。有補氣、健胃、益腎、補益脾肺的功能。可清虛熱，適合老年人的滋補。有止渴、止瀉、健脾胃的功能。

陳皮：味辛、苦，性溫。具有理氣調中、燥濕化痰的功效。能治胸腹脹滿、不思飲食、嘔吐、咳嗽痰多等症狀。但不適用於氣虛及陰虛燥咳患者，吐血症尤其要慎用。

十二劃

黃芪：味甘，性微溫。功能生肌、利水、消腫。無汗發汗、有汗止汗。可以強健脾胃、補中益氣，更可增強免疫力。

紫草：味甘鹹，性寒。功能涼血活血，利九竅，通二便。主治斑疹痘瘡、熱毒癰腫、大便燥結、肉芽腫、凍傷。

紫蘇葉：紫蘇，別名蘇葉。味辛性溫。功能通心利肺，開胃益脾。發汗解肌，和血下氣，寬中消痰，祛風定喘。止痛安胎，利大小腸，解魚蟹毒。有解毒散寒、通心利肺及溫氣中和的功效。能促進食慾、健胃整腸，適合用於退熱、發汗、滋補及治傷風。治傷風頭痛、發熱、胸腹脹滿、咳嗽、氣喘、乳癰腫痛。與橘皮(即陳皮之原鮮品)同用功效加倍，但忌與鯉魚同食。

十三劃

當歸：性味甘辛溫，具有補血活血、調經止痛等功效。服用可治療頭暈眼花、痛經、便秘等病症。藥物不同部分療效有別。歸尾功效最大，歸身次之，歸頭最低。

葛根：味辛甘性平。功能生津止渴、開腠發汗、散鬱火、解酒毒、利二便、能解百藥毒。

十四劃

蒼朮：味辛、苦，性溫。功能燥濕健脾、祛風濕、明目。

蒼耳子：味苦、辛，性溫，有小毒。功能散風邪、通鼻竅、去風濕、止痛。

十五劃

廣三七：三七性微溫，味甘苦。能散血止痛。既可內服亦可外用，能止血、活血化瘀、增強免疫力。

熟大黃：生大黃性味大苦大寒，以酒蒸酒浸製熟之後較合患者使用。功能蕩滌腸胃、下燥結、除瘀熱。並可行水除痰、蝕膿消腫。能加速體內新陳代謝。

十六劃及以上

獨活：味辛、苦，性微溫。功能祛風除濕散寒止痛。用以療治風寒濕痹、腰膝疼痛，頭痛齒痛。有鎮痛消炎、解痙攣及抗菌作用。獨活與羌活均能祛風解表除濕，故兩者往往配合應用。羌活解表力強善治上半身痹痛。獨活祛風力強善治下半身痹痛。

薏米：健脾胃利小便。但藥性微寒，故廣東人常將生熟薏米各半食用，以中和寒性。

雞內金：雞內金又名雞肫皮，即雞腎外膜，能消食健胃、化結石、治蟲脹。

蘇黨參：黨參味甘、性平、無毒。補中益氣，和脾胃，除煩渴。

鱉甲：味鹹，性平。能破血軟堅散結、鎮靜神經、補血。瘡瘍久不癒合，用之可加速復原。

本書功能依個人體質、病史、年齡、用量、季節、性別而有所不同，若您有不適，仍應遵照專業醫師個別之建議與診斷為宜。

嚴浩特選秘方集 1

編著
嚴浩

策劃
阿柿

編輯
林尚武

封面設計
朱靜

版面設計
阮珮賢

出版
萬里機構・得利書局
香港鰂魚涌英皇道1065號東達中心1305室
電話：2564 7511　　傳真：2565 5539
網址：http://www.wanlibk.com

發行
香港聯合書刊物流有限公司
香港新界大埔汀麗路36號中華商務印刷大廈3字樓
電話：2150 2100　　傳真：2407 3062
電郵：info@suplogistics.com.hk

承印
美雅印刷製本有限公司

出版日期
二〇一五年六月第二十六次印刷

ISBN 978-962-14-4482-0

萬里機構

萬里 Facebook